中原医家针灸
特色技术

主编

张大伟　高希言

上海科学技术出版社

内 容 提 要

本书选取 18 名河南中医药大学建校以来专家教授的 27 项针灸特色技术,从学术思想概要、针灸特色技术、练习与考核三方面进行编写,图文并茂,突出规范的操作流程及流程图,方便学生学习掌握,以提升临床动手能力;每个技术单独制定操作评分标准,既可用于教师对学生的评价,又可用于学生自评与互评,便于形成性考核评价;在操作过程中注重培养学生医患沟通能力、人文精神和无菌意识的养成。并配套数字教学资源,以扫描二维码方式获取视频资料作为学习的辅助模式,以确实提高教学质量,促进学生学习和练习。

本书可供中医学类专业、中西医临床专业本科生、研究生使用,基层医生常用技术培训亦可参考使用。

图书在版编目（ＣＩＰ）数据

中原医家针灸特色技术 / 张大伟,高希言主编. --
上海 : 上海科学技术出版社,2021.6
ISBN 978-7-5478-5361-0

Ⅰ. ①中… Ⅱ. ①张… ②高… Ⅲ. ①针灸疗法
Ⅳ. ①R245

中国版本图书馆CIP数据核字(2021)第102171号

中原医家针灸特色技术

主编　张大伟　高希言

上海世纪出版(集团)有限公司
上海 科 学 技 术 出 版 社　出版、发行
(上海钦州南路 71 号　邮政编码 200235　www.sstp.cn)
常熟市华顺印刷有限公司印刷
开本 787×1092　1/16　印张 10
字数 180 千字
2021 年 6 月第 1 版　2021 年 6 月第 1 次印刷
ISBN 978 - 7 - 5478 - 5361 - 0/R · 2311
定价:68.00 元

本书如有缺页、错装或坏损等严重质量问题,请向工厂联系调换

编委会名单

主编

张大伟　高希言

副主编

邵素菊　张淑君　任　珊　杨旭光

编委

（以姓氏笔画为序）

王　飞　　王培育　　王静丽　　乔　敏　　任　重

任　珊　　刘　明　　刘宜军　　劳力行　　李　潇

李瑞国　　杨旭光　　时明伟　　张大伟　　张雪琳

张淑君　　张喜鱼　　陈　岩　　陈建辉　　陈新旺

邵素菊　　邵素霞　　林芊婷　　周艳丽　　赵欣纪

赵喜新　　高希言　　郭现辉

中原医家针灸特色技术

张磊 题

序

中原医学积淀厚重,技术独特,古往今来以仲景为代表的名医层出不穷。河南中医药大学自建校以来,在中国共产党的领导下,造就了以邵经明先生为代表的一代代名师,为国家培养了一批批后继人才,使中医传承不息。河南中医药大学针灸推拿学院、第三附属医院张大伟教授、高希言教授组织编写的融媒体教材《中原医家针灸特色技术》,是站在创新发展的战略高度继承中医学术经验的范本。该书强化临床治病的能力,突出实际操作技术,把操作的技巧与学术的认识紧密结合,将心领神会的临床绝招以真实镜头、用多种语言文字准确表达,开创线上线下互动学习、反复训练的教学模式,丰富了传统的家传师承和现代院校的中医教育教学形式,为我国的中医教育探索了新的途径,为传承发展中原医家针灸特色技术做了一件大好事。

国医大师 张磊

2020年 3月

编写说明

临床动手能力不足是目前中医学类专业学生存在的突出问题。为此，河南中医药大学自 2008 年开始进行了高等中医药院校以学生为主体的实践教学体系的改革与研究，并逐步构建了以学生为主体，以"实验教学、实训教学、实习教学"为主要环节，以实践教学"管理体制、条件建设、课程体系、教学模式和质量控制"为主要保障，以学生能力培养为导向的"一主体三环节五保障一导向"的实践教学整体构架。在新医改和医教协同育人背景下，临床技能实训环节在医学生临床动手能力培养中越来越重要。为加强临床技能实训，我们重构了相对独立的实训课程体系。随着教育教学改革的不断深入，中医实践课的课程模式和教学模式需要创新；河南中医药大学自建校以来，专家教授的针灸临床特色技术属于优质教学资源，需要抢救性传承和开发应用；微视频以其简短精练、生动形象、利于互动、便于传播等特点，在教学中越来越受到师生的青睐。我们把针灸特色技术与微视频结合，创新建设了精品在线开放课程"针灸临床特色技术"，编写了与之相配套的《中原医家针灸特色技术》教材。本教材对中原医家针灸特色技术进行抢救性传承，基于"针灸临床特色技术"微视频开展线上线下混合式教学，提升学生临床动手能力。供中医学类专业、中西医临床医学专业本科生、研究生使用，基层医生常用技术培训亦可参考使用。

"针灸临床特色技术"精品在线开放课程选取了 18 名河南中医药大学自建校以来专家教授的 27 项针灸特色技术，由专家本人或其传承人拍摄制作成微视频。该课程构建了"3＋3"的中医实训课程教学新模式（即将微视频的基本概念、基本原理、基本操作 3 个基本点，贯穿于针灸实践课程前教学设计、课中教学引导、课后教学督导的 3 个步骤中），并且已在中国大学 MOOC 课网线上使用，通过线上线下的互动，学习者能更好地掌握针灸特色技术。

《中原医家针灸特色技术》共遴选 27 项针灸特色技术，从学术思想概要、针灸特色技术、练习与考核三方面进行编写，图文并茂，突出规范的操作流程及流程图，方便学生学习掌握；每个技术单独制定操作评分标准，既可用于教师对学生的评价，又可用于学生自评与互评，便于形成性考核评价；在操作过程中注重培养学生医患沟通能力、人文精神和无菌意识的养成。本教材配套数字教学资源，以扫描二维码方式获取视频资料作为学习的辅助模式，切实提高教学质量、促进学生学习和练习。这是出版融合发展的积极创新，对推动本课程建设有着重要意义。

"针灸临床特色技术"课程由香港大学中医药学院劳力行教授进行英译，供来华留学生及外国学习者在线学习。该课程不仅创新了中医实践课程新的教学模式，也创建了名老中医经验传承的新形式，同时作为文化载体，通过"一带一路"传播，建立了中国文化走向世界的新途径。

在微视频课程"针灸临床特色技术"制作及《中原医家针灸特色技术》的编写过程中，河南中医药大学教务处给予了大力支持和具体指导，同时听取并采纳了一线教师的宝贵意见。在此，向所有关心、支持本课程建设和本书编写的领导及同志们表示诚挚的感谢！由于编者水平有限，书中难免会有一些不尽如人意之处，敬请专家、同道对我们提出宝贵意见，以便改进。

张大伟　高希言

2021 年 2 月于郑州

目　录

第三章·杨兆勤
—— 026 ——

第四章·刘会生
—— 032 ——

第五章·高希言
—— 038 ——

第六章·王民集
055

第七章·邵素霞
065

第八章·赵喜新
071

第九章 · 石跃

—— 082 ——

第十章 · 张淑君

—— 092 ——

第十一章 · 周友龙

—— 098 ——

第十八章 · 时明伟

本书配套数字教学资源

微信扫描二维码，加入中原医家针
灸特色技术读者交流圈，获取配套
教学视频资料，夯实基础知识

第一章
邵经明

第一节 · 学术思想概要

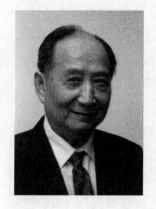

邵经明(1911—2012),字心朗,号常乐老人,河南中医药大学教授。16岁时拜当地名医清末举人郭玉璞门下,师满后经郭师举荐,续拜针灸宗师承淡安先生门下专攻针灸。自20世纪30年代开始行医济世,开设"鹤龄堂"悬壶于西华、周口等地。1952年与他人组建了周口镇第二联合诊所,1954年进入周口市人民医院工作,1958年调入河南中医学院(河南中医药大学前身)任教。是河南邵氏针灸流派创始人,国内外著名的中医针灸大家,享受国务院政府特殊津贴,全国中医院校首批硕士研究生导师,首批全国名老中医药专家学术经验继承工作指导老师,河南省针灸事业的奠基人、开拓者,河南省中医事业终身成就奖获得者。邵氏从医80余载,执教50余秋,善取各家之长,临床经验丰富,熟谙《内经》《难经》《伤寒论》《金匮要略》等经典著作,尤对仲景思想很有研究。其学术思想的形成与发展,源于中医学经典,秉承了澄江承氏的学术思想,立足于临床实践,勇于开拓创新。① 重视经典,尊古不泥:熟读经典,丰富内涵;病证合参,诊断精确;崇尚科学,与时俱进。② 治神调气,审慎补泻:治神调气,令志在针;注重指力,强调催气;正视体质,补泻行焉。③ 谨循穴理,巧施配穴:选穴精当,擅用背俞;反对繁杂,主配分明。④ 明证立法,灵活权变:去菀陈莝,刺络放血;瘰结痰核,燔针焠刺;针药兼施,内外同治。

邵氏诊治疾病师古而不泥,治法独树一帜。在行医过程中积累了大量的诊治资料,总结出许多行之有效的临证经验。擅长针、灸、药并用治疗各种疑难杂症,如运用针灸治疗哮喘、偏瘫、面瘫、面痛、失语、失眠、胃下垂、脱肛、肠痈、痛经等,针药并用治疗癫痫、原发性血小板减少性紫癜、肠粘连、肝硬化腹水、急慢性肾炎、急慢性前列腺炎、功能性子宫出血等疾病,都有其独特经验。尤其是针灸治疗哮喘,邵氏自 20 世纪 30 年代起就开始探索,在长期的临床实践中对数十个具有平喘作用的腧穴进行反复筛选,不断改进方法,总结出一整套防治规律,研创出一种收效迅速的治疗方法,即以肺俞、大椎、风门为主穴治疗哮喘,被人们称为"三穴五针一火罐"。该法独具匠心,疗效非凡。

邵氏在长期临床过程中,继承前人经验,将古代针法精心提炼,去繁就简,反复实践,在进针、催气、行气、补泻和特殊针刺手法等方面摸索出一整套简便实用的针刺操作技术,尤其将针刺与气功结合独创的"努针运气热感手法",在临床上简便易学,大大提高了疗效。

邵氏为河南中医学院针灸院系的成立志坚行苦,奔走呼吁,又与同仁一道为针灸院系的蓬勃发展手足胼胝,默默奉献。他治学严谨,教学有方,培养了无数医学精英,铸就杏林满苑,桃李遍天下。一生勤耕不辍,精心著述,硕果累累。他对自己多年临证经验进行总结,编著有《针灸简要》《针灸锦囊》和《针灸防治哮喘》(曾获省教委科学专著二等奖)等书。曾担任《中国针灸大全》副主编;参与全国高等中医院校教材《针灸学》(第 2 版、第 3 版)和《各家针灸学说》等教材的编写工作;参加《当代中国针灸临证精要》《中国针灸治疗学》《针灸临证指南》《现代针灸医案》《当代中国针灸名家医案》《名医名方录》等书部分内容的编撰工作。在国内外各级期刊发表学术论文 60 余篇,发表哮喘学术论文 10 余篇,这些论文从理论到实践详述了哮喘包括发病及防治各个方面,篇幅不多,却浓缩了他数十年探索与临证的心血。他曾亲自主持并完成了"针灸防治哮喘的临床观察与实验研究"课题,该课题 1991 年通过省内外专家鉴定后,载入《中国科技成果大全》,并先后荣获省科学技术委员会科技进步奖三等奖、省教育委员会科技成果奖二等奖、国家著名重点高校暨河南省高校科技成果博览会银奖。他在相关部门的协助下于 1992 年、1993 年举办了两期该项科技成果推广应用学习班,将本技术成果进行推广。他一生淡泊名利,谦虚谨慎,平易近人,医德医术在群众中享有盛誉,在国内外针灸界有很高的威望,不愧为中医针灸界之大家。

"一根银针一腔热情一心一意育桃李,一支艾炷一团火焰一生一世济黎民"。邵氏经历了百年中国中医药事业发展的风风雨雨,见证了中医教育事业崛起的历史,为针灸事业的发扬光大做出了自己的贡献。

第二节·针灸特色技术

■ 一、邵氏五针法治疗哮喘技术

(一) 邵经明对哮喘的认识

哮喘是全球最常见的慢性疾病之一,有关资料显示全世界大约有 3 亿哮喘患者。尽管近年来对哮喘基础研究已进入分子和细胞研究水平,对哮喘的防治也有了一系列规范性指导性文件,但随着全球工业化和现代化的不断发展,哮喘患病率和病死率仍是逐年增加,不仅严重影响患者的身心健康,也给家庭和社会造成了巨大的经济负担,哮喘已经成为当前危害公共健康的主要疾病之一。为加强人们对哮喘病现状的了解,使患者及公众重视对哮喘病的防治,全球哮喘防治创议委员会提出了开展世界哮喘日活动,并将每年5月的第一个周二定为哮喘日。

哮喘是一种常见的反复发作、不易根治的慢性顽固性呼吸道疾病,俗称"气喘病"或"吼病"。其主要症状是突然发作,胸闷气喘,呼吸急促,喉中痰鸣,鼻翼煽动,甚则张口抬肩,不能平卧,口唇爪甲发绀。发作不分季节,一年四季均可发病,但以寒冷季节或气候急剧变化时发病较多,其发作轻者可在数分钟内缓解,较重者可持续数日,甚则10余日或更长,不仅反反复复,时轻时重,而且不分男女老幼均可发病。邵氏指出哮喘的病因众多,但总结起来不外乎外因与内因两方面,外因即六淫等邪侵袭,内因则为饮食、劳倦、七情损及脏腑。病机虽较为复杂,归纳之不外正虚邪实,正虚是指肺、脾、肾三脏功能减退,邪实则为痰饮内伏、外邪侵袭、气滞血瘀等。其病初病位在肺,日久可累及脾肾甚至心,仍与肺有关。

对于本病的治疗,西医主要是缓解症状和控制发作,认为糖皮质激素是目前最有效的抗炎药物,坚持吸入糖皮质激素类药物既可作为防止哮喘发作的预防性治疗,也是针对反复发作哮喘的"治本"方法之一。但长期使用副作用大,停药后复发率高。中医治疗有效、副作用少,尤其针灸作为中医学的重要组成部分,防治哮喘具有历史悠久、疗效显著、价格低廉、简便安全、无毒副作用等优势。

邵氏在长期的临床实践中进行了系统临床观察,同时做了肺功能、甲皱微循环、血液流变学、免疫功能等实验研究,初步证实哮喘患者存在三大病理环节,即肺通气障碍(肺失宣肃)、血液循环障碍(血瘀)和免疫功能缺陷(正虚),而针灸治疗后能够增强肺功能,改善微循环,纠正血液流变学的异常,提高机体免疫,因此能够获得理想的治疗效果。

河南邵氏针灸流派传承工作室负责人、代表性传承人邵素菊在继承邵氏学术思想与理论研究基础上,对哮喘进行了多方面研究。① 临床研究:遵守循证医学原则,带领科研团队对哮喘的不同时期(急性发作期、慢性缓解期)和不同证型(寒饮伏肺、肺脾亏虚型)开展了大样本、多中心的临床疗效评价,进一步证实了"邵氏五针法"治疗哮喘的科学性、安全性、有效性。形成了规范的技术文本,2007年国家已将其作为第二批中医临床适宜推广项目向全国推广。并扩大了"邵氏五针法"的应用范围,对"邵氏五针法"治疗过敏性鼻炎、过敏性鼻炎-哮喘综合征、咳嗽等肺系疾病做了系统、规范的研究,验证有较好的疗效。② 实验研究:在气道炎症、气道高反应、气道重塑、免疫系统、神经系统等方面做了大量的机制研究,揭示了"邵氏五针法"可以缓解气道炎症,降低气道高反应性,改善气道重塑,降低神经源性炎症,增强免疫功能,其治疗哮喘是通过多途径、多靶点而实现。上海中医药大学杨永清运用"邵氏五针法"开展针刺抗哮喘临床与基础研究、针刺效应物质基础研究,在2018年2月7日,河南邵氏针灸流派代表性传承人杨永清领衔的研究团队的研究成果"哮喘治疗新靶标肌动蛋白结合蛋白2发现和生物学功能研究"在国际著名期刊 *Science Translational Medicine* 上作为封面文章正式发表。研究发现"邵氏五针法"针刺后可显著改善哮喘患者呼吸功能并提高金属硫蛋白-2

(MT-2)含量,并通过建立小鼠哮喘模型后证明该蛋白质在哮喘发病中起关键作用。有科研人员认为此项研究可以称得上是中国第一个自主知识产权的靶标和新药发现,同时也为解决当代生命科学重大疑难问题寻求新的突破和创新药物的发展提供新的研究思路。

(二) 邵氏五针法治疗哮喘技术简介

哮喘病有宿根,最易反复发作,邵氏强调辨证施治,指出哮喘属本虚标实,本虚是脏腑功能失调,尤其是肺、脾、肾三脏功能低下;标实是痰饮、瘀血内伏,六淫等邪外袭。哮喘发作,多以标实为主;喘证既平,多为本虚。因此,哮喘有虚、实之分,发作期、缓解期之别。邵氏提出:"发作期、缓解期治疗并重"与"主穴及配穴的应用规律"是治疗哮喘的关键。临证应遵循"发作治标,平时治本"的原则,发作时重在治,缓解不发时重在防。因哮喘是肺系病证之顽症痼疾,初病多属肺实,病久可致肺、脾、肾俱虚,故治疗既以三穴为主,又要随症配穴。只有辨证施治,才可获得满意疗效。

肺俞、大椎、风门三主穴是邵氏在数十年临床实践中逐渐筛选的治疗哮喘的有效穴位。肺俞有调肺气、止咳喘、实腠理作用,主治肺系内伤、外感诸疾;大椎有宣通肺气、平喘降逆之效;风门能祛邪平喘、预防感冒。三主穴在哮喘发作期可使肺内气道阻力降低,哮喘即刻得到缓解;缓解期具有增强肺功能,提高抗病能力,防止哮喘发作或减少发作,使其远期疗效逐渐得到巩固。

(三) 邵氏五针法治疗哮喘技术的操作

1. 器材准备
一次性无菌针灸针,直径 0.35 mm,长度 1 寸(25 mm)、1.5 寸(40 mm)两种规格;棉签、碘伏、治疗盘、镊子、锐器盒、艾条、艾灸箱、火罐等。

2. 操作步骤
(1)针刺法

体位:患者取俯卧位,或侧卧位,或坐位。

选取穴位:① 肺俞(双):第 3 胸椎棘突下,旁开 1.5 寸。② 大椎:第 7 颈椎棘突下。③ 风门(双):第 2 胸椎棘突下,旁开 1.5 寸。

消毒:选好腧穴后,用碘伏消毒。针刺操作前医者洗手,并用免洗速干手消毒液进行双手消毒。

操作:大椎直刺,选用 1.5 寸毫针,刺入 1～1.2 寸;肺俞、风门均直刺,选用 1 寸毫针,刺入 0.5～0.8 寸;行针时采用提插捻转相结合手法,使局部产生酸麻沉胀感,每次留针 30 min,每隔 10 min 行针 1 次。

配穴:若外感诱发哮喘配合谷;咳嗽甚配尺泽、太渊;痰多配中脘、足三里;痰壅气逆配天突、膻中;虚喘配肾俞、关元、太溪;心悸配厥阴俞或心俞、内关;咽喉干燥配鱼际;易感冒配足三里。

每日针刺 1 次，10 次为 1 个疗程。每疗程间隔 3 日，连续治疗 2～3 个疗程。

（2）艾灸法：在留针期间或起针之后进行艾条温和灸，或针刺的同时配合艾灸箱施灸。可根据患者病情和耐受程度多灸、重灸，即灸至 30～40 min。

（3）拔火罐：在起针之后，选大号火罐用闪火法吸拔于大椎、两肺俞处。一般留罐 10 min 左右。

3. 流程图

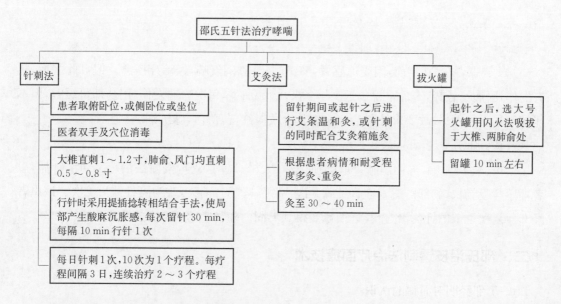

（四）邵氏五针法治疗哮喘技术的关键技术环节

根据针刺部位，行针时上下提插幅度为 0.3～0.5 寸，向前向后捻转角度在 360° 以内。一般将针向下插时拇指向前，向上提时拇指向后，对敏感者上述动作操作 3 次，一般患者操作 5～6 次。每次留针 30 min，每隔 10 min 行针 1 次。在得气基础上采用提插捻转虚补实泻操作。针刺操作时用力要柔和、均匀，切勿大幅度提插、捻转。

针后于大椎、肺俞各加拔一火罐；若感寒而发或为阳虚患者可加艾灸，根据病情和耐受程度多灸、重灸。

（五）注意事项及意外情况处理

（1）详查病情，明确诊断，辨清病性；心理疏导，增强信心，坚持治疗。

（2）根据"发作治标，平时治本"及"春夏养阳""冬病夏治"原则，注重缓解期的治疗，以利于扶正固本，增强体质，减少或预防哮喘的发作，使远期疗效得到巩固。

（3）了解诱发因素，如烟、酒、鱼、虾、螃蟹和大荤、生冷食物等过敏因素，尽量避免之。

（4）若遇哮喘持续发作，或并发严重感染者，应根据病情采用综合疗法，及时控制症状，以免贻误病情。

（5）若患者体质较差、精神紧张或其他因素，在针刺时或留针过程中，突然出现头晕目眩、面色苍白、心慌气短、出冷汗、恶心欲吐、精神疲倦、脉沉细等，立即停止针刺，将已刺之针全部起出，令患者平卧，头部放低，松开衣带，注意保暖。轻者静卧片刻，给予温开水或白糖水饮之，一般症状很快消除而恢复正常。若仍不见效，可刺水沟、内关、涌泉、足三里等即可恢复。

（六）邵氏五针法治疗哮喘技术的临床应用

● **案** 某女，55 岁，职员。1984 年 5 月 14 日初诊。

主诉：胸闷气喘已 20 年，加重 1 年。

病史：患者在 20 年前，因受凉感冒，咳嗽吐痰，胸闷气喘，经治疗痊愈。但自此之后，常有发作，因病情较轻，未加重视。近 1 年多来，病情加重，每次哮喘发作，用药即可缓解，但不能控制其反复发作，故要求针灸治疗。查其舌质淡红，苔薄白，脉沉细。

辨证：肺阴不足，邪实痰壅之哮喘。

治法：宣肺平喘，养阴润肺。取肺俞（双）、大椎、风门（双），按前法治疗。初次针后，患者即感呼吸畅快，胸部舒适。连日针刺 3 次，喘平，哮鸣音消失，改为隔日针治 1 次。该患者经 3 年夏秋季节的针灸治疗，其远期疗效得到巩固。随访 10 余年，并未见复发。

■ 二、 邵氏沿皮透刺法治疗面瘫技术

（一）邵经明对面瘫的认识

面瘫病位在面部，致病因素主要为风。风为百病之长，为阳邪，其性主升主动，风邪侵袭人体多伤及头面部。邵氏认为当人体过于疲劳，或情志失调，或劳作汗出，导致脉络空虚，抵抗力下降，外邪乘虚侵犯阳明少阳之脉，致使头面部经脉瘀滞，气血失调，筋脉失养，肌肉纵缓不收而发病。

面瘫是以患侧面部肌肉运动功能障碍为主要特征的一种疾病。表现为患侧眼睑不能闭合，眼裂变大，额纹消失，鼻唇沟变浅，腮缓宿食，口角向健侧歪斜等面部表情肌瘫痪。最早见于《内经》，称之为"口喝""口僻"等。本病是临床常见病、多发病，可发生于任何年龄，但以中年人多见；不分季节，一年四季都可发生。其发病急速，以一侧发病为多，若两侧发病，呈面具脸。本病相当于西医学的面神经麻痹。

（二）邵氏沿皮透刺治疗面瘫技术简介

治疗面瘫技术以面部阳明经穴为主，配以少阳、太阳经穴，采用局部沿皮透刺法。该法是在中医经络理论指导下，根据本病发病特点，病位所在，选取阳白、攒竹、丝竹空、四白、下关、地仓、颊车、翳风、合谷穴为主穴，采用沿皮透刺法，以疏通局部经气，促进面部气血运行，达到"通

经络,调气血,荣经筋"的目的。大量的临床实践证明本法是一种安全、有效的操作技术。

(三) 邵氏沿皮透刺法治疗面瘫技术的操作

1. 器材准备

一次性无菌针灸针,直径 0.35 mm,长度 1 寸(25 mm)、1.5 寸(40 mm)两种规格;棉签、碘伏、治疗盘、镊子、锐器盒等。

2. 操作步骤

(1) 体位:患者取仰卧位,或坐位。

(2) 选取穴位:① 阳白:目正视,瞳孔直上,眉上 1 寸。② 攒竹:眉头凹陷中,额切迹处。③ 丝竹空:眉梢凹陷中。④ 四白:眶下孔处。⑤ 下关:颧弓下缘中央与下颌切迹之间凹陷中,合口有孔,张口即闭。⑥ 地仓:目正视,瞳孔直下,与口角水平的交界点,约口旁 0.4 寸(指寸)。⑦ 颊车:下颌角前上方一横指(中指)凹陷中,咀嚼时咬肌隆起处。⑧ 翳风:耳垂后方,乳突下端前方凹陷中。⑨ 合谷:第 1、第 2 掌骨之间,第 2 掌骨桡侧的中点处。

(3) 消毒:选好腧穴后,用碘伏消毒。针刺操作前医者洗手,并用免洗速干手消毒液进行双手消毒。

(4) 操作:阳白、攒竹、丝竹空均选用 1 寸毫针,沿皮透刺鱼腰,进针 0.5～0.8 寸,行针以捻转手法为主,辅以提插手法;四白、地仓、颊车均选用 1.5 寸毫针,四白、颊车沿皮刺向地仓,地仓沿皮刺向颊车,进针 1.2～1.3 寸,行针以捻转手法为主,辅以提插手法;下关、翳风、合谷均选用 1 寸毫针,进针 0.5～0.8 寸,行针采用提插捻转相结合手法,使面部产生温热感觉。每次留针 30 min,每隔 10 min 行针 1 次。

(5) 配穴:耳后乳突部疼痛配完骨;枕后疼痛配风池;耳郭热痛配耳尖放血;头晕耳鸣配中渚、太冲;头痛配太阳;面颊板滞不适配颧髎;病久体弱配足三里。

每日针刺 1 次,10 次为 1 个疗程。每疗程间隔 3～5 日,连续治疗直至病愈。

3. 流程图

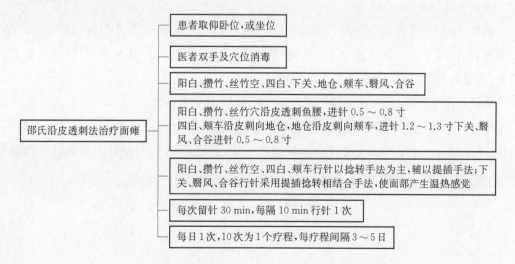

(四) 邵氏沿皮透刺法治疗面瘫技术的关键技术环节

急性期宜轻刺激;面部腧穴行针以捻转为主,辅以提插手法,并结合运气,使面部产生温热感为佳;面部血络丰富,起针谨防形成血肿。可根据病情配合艾灸、走罐。

(五) 注意事项及意外情况处理

(1) 本病治疗越早则效果越好,但疗程不宜过长。切忌杂方乱投。

(2) 对初次接受针灸治疗,或精神紧张者,尽量选取卧位,同时应做好解释工作,消除疑虑,防止晕针。

(3) 嘱患者治疗期间,应注意面部保暖,勿用冷水刷牙、洗脸;要避免风寒,外出时,特别是冬季要戴口罩。

(4) 注意休息,防止劳累;忌食寒凉、辛辣食物。

(5) 头面部血管丰富,出针时无论出血与否,均应用消毒干棉球按压针孔片刻,避免出血,防止血肿。

(6) 嘱患者双手掌搓热后在患侧反复自行按摩,使面部肌肤有温热感,此有助于面部血液循环,以提高治疗效果。

(7) 若采取坐位治疗,在进针或留针期间患者出现头晕目眩、面色苍白、心慌气短、出冷汗、恶心欲吐、精神疲倦等,应立刻停止治疗,将针全部起出,令患者平卧,头部放低,松解衣带,注意保暖。轻者静卧片刻,即可恢复正常;或给予温开水饮之,即可恢复。重者在行上述处理后,可针刺水沟、内关等穴,即可恢复。

(六) 邵氏沿皮透刺法治疗面瘫技术的临床应用

● **案** 某男,退休工人。1991 年 6 月 19 日初诊。

主诉:口角歪斜 1 周。

病史:1 周前之夜,烟酒嗜后,深夜腹部不舒,薄衣外出,晨起即觉左侧面部麻木不适,口眼歪斜,曾经某医院电针治疗 3 次未效,故来我院门诊医治。视其左眼不能闭合,鼻唇沟消失,嘴角向右侧歪斜,鼓腮漏气,口水外流。

辨证:风寒外袭面部,致经脉瘀滞,气血失调,肌肉纵缓不收。

治法:祛风通络,调理气血。取阳白、攒竹、丝竹空、四白、下关、地仓、颊车、翳风、合谷。留针 30 min,中间行针 2 次,用提插捻转运气手法,患者即感整个左侧面部温热。次日复诊,明显好转。如法共针 10 次,面部诸症消失,恢复正常。

■ 三、 邵氏五针法为主治疗变应性鼻炎技术

（一）邵经明对变应性鼻炎的认识

变应性鼻炎是机体暴露于变应原后主要由 IgE 介导的鼻黏膜非感染性慢性炎性疾病，典型症状为阵发性喷嚏、清水样涕、鼻痒和鼻塞。变应性鼻炎是一种由基因与环境互相作用而诱发的多因素疾患，所有年龄段均可发病。变应性鼻炎发生的必要条件有 3 个：① 特应性个体即个体差异、过敏体质。② 特异性抗原即引起机体免疫反应的物质。③ 特异性抗原与特应型个体两者相遇。

据 2008 年 WHO 修订的《变应性鼻炎及其对哮喘的影响》数据估计，全球的变应性鼻炎患者超过 5 亿，欧美等发达国家患病率一般为 10%～20%，亚非国家患病率稍低，我国大陆地区人口中的患病率为 4%～38%。流行病学表明变应性鼻炎与哮喘常发生于同一患者，两者的相关性日益得到重视。2001 年 WHO 明确提出变应性鼻炎和哮喘是一个呼吸道、一种疾病的新观念。钟南山院士提出应树立整体气道疾病的概念，并指出不重视变应性鼻炎是某些难治性或反复发作性哮喘久治不愈的原因。一项长达 23 年的前瞻性研究发现，10.5% 的变应性鼻炎会发展为哮喘，而没有变应性鼻炎的人只有 3.6% 发展为哮喘。变应性鼻炎已严重威胁人们的健康与生活质量，造成了个人与社会的沉重经济负担，成为全球性的健康问题。变应性鼻炎发病机制复杂，主要治疗方法是药物治疗和变应原特异性免疫治疗。

变应性鼻炎属于中医学"鼻鼽"范畴。邵氏常说鼻为肺之窍，肺气通于鼻，鼻是气体出入的通道，与肺直接相连，若肺气宣畅，则鼻窍通利，鼻涕润泽鼻窍而不外流；若肺气不足，则鼻塞不通，鼻涕外流。故邵氏指出本病之病位虽在鼻窍，但其本在肺，强调肺鼻同源。变应性鼻炎发生的根本在于正气不足，复感外邪。病初在肺，多因肺气不足，卫外失固，腠理不密，外邪侵袭，使肺失宣肃，邪壅鼻窍发病；若病久反复发作，与肺、脾、肾三脏关系密切。或肺虚津亏，鼻窍失养而发病；或脾虚失运，水液不化，上犯肺鼻而发病；若肾失摄纳，阳气耗散，肺失温煦，易招邪犯而发病。中医治疗变应性鼻炎，尤其是针灸具有疗效确切、无毒副作用、经济安全等优势，易于临床推广应用。

（二）邵氏五针法为主治疗变应性鼻炎技术简介

《太平圣惠方》曰："肺气通于鼻，其脏若冷，随气乘于鼻，故津液流涕，不能自收也。"可见肺、鼻二者生理上相互联系，病理上相互影响。邵素菊在继承的基础上，将"邵氏五针法"的临床适应证扩大到肺系疾病（哮喘、慢性支气管炎、咳嗽、过敏性鼻炎等），取得了较好的临床疗效。根据"肺鼻同治"之理，运用"邵氏五针法"能有效地改善肺之上窍——鼻的病变。

以"邵氏五针法"为基础,治疗变应性鼻炎的取穴为肺俞、大椎、风门、印堂、上迎香、合谷。针刺肺俞穴,能控制变应性鼻炎的发作,减少变应性鼻炎患者体内 IgE 的含量,修复受损的细胞,又能提高机体免疫力,增强鼻与肺的抗病能力,巩固远期疗效。大椎为"诸阳之会",鼻通督脉,对消除鼻黏膜过敏反应有独特的效果,可减少 IgE 的含量,减轻过敏反应,还能明显改善患者鼻的通气功能,刺之可振奋阳气、宣肺理气、平喘降逆、祛邪利窍。风门能疏风解表、调理肺气、实腠固卫,是大多数变应性鼻炎患者的特异性反应点,针刺效果佳。印堂为督脉穴,位于鼻根,可以疏通经络、通利鼻窍。上迎香为经外奇穴,能祛风散邪、清利鼻窍,较迎香针感、灸感好,可治疗一切鼻部疾患。合谷属手阳明大肠经原穴,轻清升散,善治头面五官病之疾,《四总穴歌》云"面口合谷收",尤其是治疗鼻病,大肠经经脉与经筋均循行至鼻部,根据"经脉所过,主治所及"的理论,治疗鼻病可疏调经气,祛邪利窍。

(三) 邵氏五针法为主治疗变应性鼻炎技术的操作

1. 器材准备

一次性无菌针灸针,直径 0.35 mm,长度 1 寸(25 mm)、1.5 寸(40 mm)两种规格;棉签、碘伏、治疗盘、镊子、锐器盒、火罐等。

2. 操作步骤

(1) 针刺法

1) 体位:患者取俯卧位,或侧卧位,或坐位。

2) 选取穴位:① 肺俞(双):第 3 胸椎棘突下,旁开 1.5 寸。② 大椎:第 7 颈椎棘突下。③ 风门(双):第 2 胸椎棘突下,旁开 1.5 寸。④ 印堂:额部,两眉头中间。⑤ 上迎香(双):面部,鼻翼软骨与鼻甲的交界处,近鼻唇沟上端处。⑥ 合谷(双):手背,第 1、第 2 掌骨之间,当第 2 掌骨桡侧的中点处。

3) 消毒:选好腧穴后,用碘伏消毒。针刺操作前医者洗手,并用免洗速干手消毒液进行双手消毒。

4) 操作:大椎直刺,选用 1.5 寸毫针,刺入 1～1.2 寸;肺俞、风门均直刺,选用 1 寸毫针,刺入 0.5～0.8 寸;印堂、上迎香均采用 1 寸毫针向下平刺进针 0.5～0.8 寸;合谷采用 1 寸毫针直刺进针 0.5～0.8 寸;行针时采用提插捻转相结合手法,使局部产生酸麻沉胀感,每次留针 30 min,每隔 10 min 行针 1 次。

每日针刺 1 次,10 次为 1 个疗程。每疗程间隔 3 日,连续治疗 2～3 个疗程。

(2) 拔火罐:在起针之后,选大号火罐用闪火法吸拔于大椎、两肺俞处。一般留罐 10 min 左右。

3. 流程图

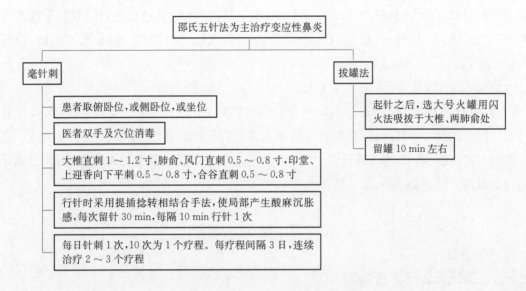

(四) 邵氏五针法为主治疗变应性鼻炎技术的关键技术环节

根据针刺部位,行针时上下提插幅度为 0.3～0.5 寸,向前向后捻转角度在 360°以内。一般将针向下插时拇指向前,向上提时拇指向后,对敏感者上述动作操作 3 次,一般患者操作 5～6 次。每次留针 30 min,每隔 10 min 行针 1 次。在得气基础上采用提插捻转虚补实泻操作。针刺操作时用力要柔和、均匀,切勿大幅度提插、捻转。针后于大椎、肺俞各加拔一火罐。

(五) 注意事项及意外情况处理

(1) 加强运动,增强体质,保持心情舒畅,注意呼吸与饮食卫生,养成良好的生活习惯。

(2) 需要了解引起自身过敏的物质,即过敏原,尽量避免之。

(3) 根据"发作治标,平时治本"及"春夏养阳""冬病夏治"原则,注重缓解期的治疗,以利于扶正固本,增强体质,减少或预防过敏性鼻炎的发作,使远期疗效得到巩固。

(4) 若患者体质较差、精神紧张或其他因素,在针刺时或留针过程中,突然出现头晕目眩、面色苍白、心慌气短、出冷汗、恶心欲吐、精神疲倦、脉沉细等,立即停止针刺,将已刺之针全部起出,令患者平卧,头部放低,松开衣带,注意保暖。轻者静卧片刻,给予温开水或白糖水饮之,一般症状很快消除而恢复正常。若仍不见效,可刺水沟、内关、涌泉、足三里等即可恢复。

(六) 邵氏五针法为主治疗变应性鼻炎技术的临床应用

● **案** 某男,16 岁,学生。1988 年 3 月 6 日初诊。

主诉:鼻塞、流涕、喷嚏 3 年,加重 1 个月。

病史：患者在 3 年前，因受凉感冒而鼻塞、喷嚏、流清水涕，伴鼻痒，经治疗痊愈。但在季节交换时常有发作，秋冬多发，近 1 个月来，鼻塞发作，喷嚏、流清水涕，伴鼻痒，早晚发作甚，平素畏风怕冷，出汗多，检查示双鼻黏膜苍白，且气短乏力，面色苍白，查其舌淡，苔薄白，脉细弱。

辨证：肺气虚寒，风邪易侵，上犯鼻窍。

治法：益气固表，祛风通络。取肺俞（双）、大椎、风门（双），印堂，上迎香（双），合谷（双）。按前法治疗。初次针后，患者即感鼻塞减轻，流清涕，鼻痒、喷嚏次数明显减少。连日针刺 6 次，症状消失，改为隔日针治 1 次。该患者经 3 年夏秋季节的针灸治疗，其远期疗效得到巩固。随访 2 余年，未见复发。

· 第三节 · 练习与考核 ·

■ 一、邵氏五针法治疗哮喘技术

（一）实训操作评分标准

姓名：　　　　　　　　年级专业：　　　　　　　　　　　　学号：

项　目	操作技术要求	分值	得　分	备　注
人文素质	着装整齐，干净卫生，仪态得体，关爱受试者	5		
无菌观念	施术前后双手消毒，穴位消毒一穴两签，消毒顺序和范围不小于 5 cm²，消毒后物品摆放顺序、方法、位置正确	10		
毫针操作	1. 选择合适体位	5		
	2. 准确选取肺俞、大椎、风门	10		
	3. 操作者平心静气，全神贯注，并获得受针者的配合；操作者正确持针，刺入时角度得当，快速进针	10		
	4. 针刺角度、深度合适，及时询问患者是否有得气感，是否有不适感	10		
	5. 提插捻转结合，局部产生酸麻沉胀感	10		
	6. 出针时棉球按压穴旁皮肤，刺手捏持针柄，将针缓慢退至皮下，快速出皮肤，按压针孔	5		
	7. 医疗垃圾处理正确	5		
艾灸操作	1. 选择合适体位，肺俞、大椎、风门取穴准确	5		
	2. 艾条温和灸，或艾灸箱灸，灸 30～40 min	5		
拔罐操作	1. 选择合适体位，大椎、肺俞取穴准确	5		
	2. 大号火罐，闪火法吸拔，留罐时间 10 min	5		
整体质量	关注患者舒适；与患者交流用语规范、自然、针对性强；操作流程熟练；动作敏捷迅速、连贯、正确	10		
合　计		100		

注：艾灸操作、拔罐操作两种操作方法只选做一种。

（二）思考与练习

（1）邵氏五针法治疗哮喘技术取穴的理论依据是什么？

（2）邵经明针灸治疗哮喘的技术特色是什么？

■ 二、 邵氏沿皮透刺法治疗面瘫技术

（一）实训操作评分标准

姓名：　　　　　　　　　　年级专业：　　　　　　　　　　　　学号：

项 目	操作技术要求	分 值	得 分	备 注
人文素质	着装整齐,干净卫生,仪态得体,关爱受试者	10		
无菌观念	施术前后双手消毒,穴位消毒一穴两签,消毒顺序和范围不小于5 cm²,消毒后物品摆放顺序、方法、位置正确	10		
选穴进针	1. 选择合适体位	10		
	2. 准确选取阳白、攒竹、丝竹空、四白、下关、地仓、颊车、翳风、合谷	10		
	3. 操作者平心静气,全神贯注,并获得受针者的配合;操作者正确持针,刺入时角度得当,快速进针	10		
	4. 行针刺角度、深度合适,及时询问患者是否有得气感,是否有不适感	10		
	5. 针以捻转手法为主,辅以提插手法,捻转手法行针 1 min,局部产生酸胀感	10		
	6. 出针时棉球按压穴旁皮肤,刺手捏持针柄,将针缓慢退至皮下,快速出皮肤,按压针孔	10		
	7. 医疗垃圾处理正确	10		
整体质量	关注患者舒适;与患者交流用语规范、自然、针对性强;操作流程熟练;动作敏捷迅速、连贯、正确	10		
合 计		100		

（二）思考与练习

（1）邵氏沿皮透刺法治疗面瘫技术的取穴理论依据是什么？

（2）针灸治疗面瘫疗效显著,医者在具体操作时应注意些什么？

■ 三、 邵氏五针法为主治疗变应性鼻炎技术

（一）实训操作评分标准

姓名：　　　　　　　　　　年级专业：　　　　　　　　　　　　学号：

项 目	操作技术要求	分 值	得 分	备 注
人文素质	着装整齐,干净卫生,仪态得体,关爱受试者	5		
无菌观念	施术前后双手消毒,穴位消毒一穴两签,消毒顺序和范围不小于5 cm²,消毒后物品摆放顺序、方法、位置正确	10		

（续表）

项　目	操作技术要求	分　值	得　分	备　注
毫针操作	1. 选择合适体位	5		
	2. 准确选取肺俞、大椎、风门、印堂、上迎香、合谷穴位	10		
	3. 操作者平心静气，全神贯注，并获得受针者的配合；操作者正确持针，刺入时角度得当，快速进针	10		
	4. 针刺角度、深度合适，及时询问患者是否有得气感，是否有不适感	10		
	5. 提插捻转结合，局部产生酸麻沉胀感	10		
	6. 出针时棉球按压穴旁皮肤，刺手捏持针柄，将针缓慢退至皮下，快速出皮肤，按压针孔	5		
	7. 医疗垃圾处理正确	5		
拔罐操作	1. 选择合适体位，大椎、肺俞取穴准确	10		
	2. 大号火罐，闪火法吸拔，留罐时间 10 min	10		
整体质量	关注患者舒适；与患者交流用语规范、自然、针对性强；操作流程熟练；动作敏捷迅速、连贯、正确	10		
合　计		100		

（二）思考与练习

（1）邵氏五针法为主治疗变应性鼻炎取穴的理论依据是什么？

（2）邵经明针灸治疗变应性鼻炎的技术特色是什么？

本书配套数字教学资源

微信扫描二维码，加入中原医家针
灸特色技术读者交流圈，获取配套
教学视频资料，夯实基础知识

第二章
孙六合

第一节·学术思想概要

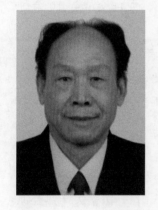

　　孙六合,河南中医药大学教授、主任中医师,硕士研究生导师,第三批全国名老中医药专家学术经验继承工作指导老师,曾任河南中医药大学针灸系首任副主任(主持工作)。孙氏对针灸学有深入的研究,在针灸临床方面极为重视经络理论指导临床辨证施治的研究,临证时强调辨经、辨病和辨证相结合。症状上辨经求因,证候上辨证审因,病种上中西互参,充分体现理法方穴的针灸治疗特色,辨证清,治则明。在诊治过程中尤其注重经络辨证,根据经脉分布部位和所联系脏腑生理病理特点,详细分析各种临床表现,确定病在何经、何脏、何腑而后予以治疗,力求辨经、辨病和辨证相结合。并注重穴性分析、针刺的方向和补泻,创立独特针刺手法,认为针刺方向与得气与否、效果好坏有着直接的关系。在临证时,孙氏不仅善用针灸,而且非常重视中药的应用。在学术上倡导要精究经典,博及医源。在治疗上注重针药并用,即所谓"汤药攻其内,针灸攻其外",将针灸和中药有机结合,充分发挥了中医疗法的优势和特长。孙氏在临床实践中擅用经穴和特定穴,还根据多年的临床实践总结出许多经验穴及老穴新用的方法,扩大了经穴的主治作用,为丰富和促进针灸学的发展做出了贡献。孙氏从古代经典中吸取学术精髓,又结合跟师学习的临床经验,在临床实践中发现,环中上穴易获针感、易于传导,治疗泌尿生殖系统疾病、腰痛、大腿内侧痛和下肢瘫痪、疼痛、麻木等多种疾病,均取得满意效果。

　　孙氏从事临床40余年,多次出国到埃塞俄比亚和波兰等国家,开展我国的传统医术。著有《古今穴性探微》《中国针灸大全》和《高等医学院校考试指南针灸分册》等。发表论文30余篇。主持研究的"巨刺法应用规律的研究"获河南省科学技术厅科技进步奖三等奖,

"'阴阳互刺法'治疗癫痫的临床及实验研究"获河南省科学技术厅科技进步奖二等奖,"多种热补手法筛选"获河南省科学技术厅科技进步奖三等奖,"多种凉泻手法筛选"获河南省中医管理局中医药科技奖一等奖。培养硕士研究生20余名。

第二节 · 针灸特色技术

■ 一、努运热补、提运凉泻临床技术

(一) 孙六合对针刺补泻的认识

针刺手法是从进针到出针的一系列操作过程,而进针得气后的手法操作是治疗时提高疗效的重要因素。针刺补泻是针灸治疗重要部分,在针灸的临床实践中起着重要的作用。

《内经》开创了针刺补泻手法的先河,历代医家结合临床心得不断创立了诸多具体的补泻手法,极大地丰富了针灸临床手法。仅基本补泻方法就有提插、迎随、疾徐、捻转、呼吸、母子、营卫、纳支等多种形式。到了明代,针灸补泻操作日益繁多,而后学者又将多种补泻手法综合使用,创立了诸如烧山火、透天凉、苍龙摆尾、白虎摇头、龙虎交战等10余种复合手法。

热补凉泻手法源于《内经》,《素问·针解篇》云:"刺虚则实之者,针下热也,气实乃热也。满而泄之者,针下寒也,气虚乃寒也。"治疗虚寒性质的疾病,要求实施针刺热补手法,能够使患者产生热感。治疗实热性质的疾病,要求实施针刺凉泻手法,能够使患者产生冷感,从而加强针感,提高针刺疗效。

(二) 努运热补、提运凉泻临床技术简介

孙六合根据《素问》《灵枢》《难经》《针经指南》《金针赋》《医学入门》等医籍关于热补凉泻手法的论述,参考古今针灸医家手法特点,结合自己多年的临床实践,创立了努运热补手法和提运凉泻手法。

努法是指针刺入穴后向内按压的方法,以拇指向前为主,行单向微捻手法后向深层努运其针,并保持运气向内之势。努运热补手法是一种将努法、提插补法、捻转补法结合操作的复式补法,特点是以努运法为主配合捻转补法和提插补法,手法刺激量大,使患者产生热感,提升腧穴部位皮肤的温度。因此,针刺热补手法适用于阳虚阴盛的虚寒证。只有机体处于阳虚阴盛的虚寒证时,才能用针刺热补手法以扶助人体阳气,使人体阳气旺盛,即用扶阳益火之法,以消退阴盛。

提法是指针刺入穴位后向上抽提的方法,以拇指向后为主,行单向微捻手法后向浅层提运其针,并保持运气向外之势。提运凉泻手法是一种将提法、提插泻法、捻转泻法结合操作的复式泻法,特点是以提运法为主配合捻转泻法和提插泻法,手法刺激量大,使患者产生

凉感,降低腧穴部位皮肤的温度。因此,针刺凉泻手法适应用阳偏盛的实热证。只有机体处于阳偏盛的实热证时,针刺才能实施凉泻手法以祛除人体内的阳邪,泻其有余,即阳盛则热、热者寒之,实热的身体自然会凉爽下来,否则机体难以出现冷感。

(三)努运热补、提运凉泻临床技术的操作

1. 器材准备

一次性无菌针灸针,直径 0.35 mm,长度 1 寸(25 mm)、1.5 寸(40 mm)和 2 寸(50 mm)等常用规格;棉签、碘伏、治疗盘、耳穴贴、镊子、锐器盒等。

2. 操作步骤

(1)体位:患者取俯卧位,或坐位。

(2)选取穴位:足三里,在小腿前外侧,当犊鼻下 3 寸,距胫骨前缘一横指。

(3)消毒:选好腧穴后,用碘伏消毒。针刺操作前医者洗手,并用免洗速干手消毒液进行双手消毒。

(4)进针:用右手拇、示、中三指持 1.5 寸毫针,在足三里穴进针 1~1.2 寸,以局部产生酸胀沉感为度。

(5)操作:① 努运热补手法的具体操作是进针得气后,拇指向前、示指向后微捻,角度 <90°,重按下刮针体,努针运气行针,手法操作 3 min,如此反复操作。② 提运凉泻手法的具体操作是示指不动,拇指向后紧提并上刮针柄,然后运气上提,手法操作 3 min,如此反复操作。每次留针 30 min,每隔 10 min 行针 1 次。

(6)根据疾病证型不同,虚寒证选择努运热补手法,实热证选择提运凉泻手法。

每日 1 次,10 次为 1 个疗程,每疗程间隔 2~3 日。

3. 流程图

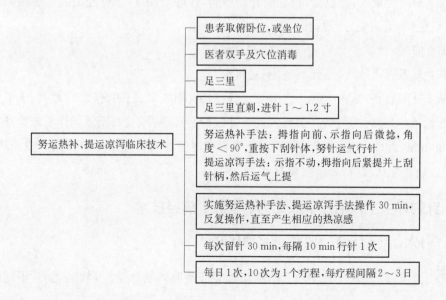

(四) 努运热补、提运凉泻临床技术的关键技术环节

1. 努运热补手法的关键技术

(1) 努运热补手法是在针刺得气的基础上实施的,因此得气手法操作的基础也是针刺产生热感的基础。

(2) 操作时努针运气是关键,施术者要有"推而纳之"的意识。

(3) 努运热补手法操作成功的表现是患者产生热感。

2. 提运凉泻手法的关键技术

(1) 提运凉泻手法是在针刺得气的基础上实施的,因此得气手法操作的基础也是针刺产生凉感的基础。

(2) 操作时运气上提是关键,施术者要有"动而伸之"的意识。

(3) 提运凉泻手法操作成功的表现是患者产生凉感的关键。

(五) 注意事项及意外情况处理

(1) 一般来说,热补的基础针感为酸胀感,而针感是麻胀感则不易产生热感。

(2) 产生凉感的基础针感是麻感,在得气基础上产生麻感后,易引出针下凉感。

(3) 如因操作刺激量太大、手法过重产生滞针时,可及时调整手法,进行心理疏导或在腧穴实施循法以放松紧张的肌肉,从而缓解滞针现象。

(六) 努运热补、提运凉泻临床技术的临床应用

● **案** 某女,40 岁,机关工作人员。2009 年 10 月 13 日初诊。

主诉:痛经 4 年,加重 3 个月。

病史:平时经量少,经色暗,行经前开始疼痛,并逐渐加重,于行经出血后逐渐减轻。面色少华,唇色暗,舌质暗,苔薄,脉沉迟。

诊断:痛经。

辨证:患者因寒致瘀,经行不畅,不通而痛。

治法:补阳驱寒,活血化瘀。选用关元、足三里、阳陵泉、三阴交、太冲等穴,于下次月经前 1 周开始治疗,进针得气后在关元穴和太冲穴行努运热补手法,反复操作至产生热感。留针时间 30 min,每日 1 次,连续治疗 5 次。患者自述治疗后行经第 1 日排出大量血块,经色逐渐变红,痛经症状缓解,后未再复发。

■ 二、 针刺环中上穴治疗下肢无力、脱肛、痛经技术

(一) 孙六合对下肢无力、脱肛、痛经的认识

下肢无力归属于中医学"痿证"的范畴。痿证是肢体筋脉弛缓,软弱无力,不能随意运

动,或伴肌肉萎缩的一种病证。临床上以两足痿软、不能随意运动者较多见,故有"痿躄"之称。"痿"是指机体痿废不用,"躄"是指下肢软弱无力,不能步履之意。西医中痿证常见于多发性神经炎、脊髓空洞症、肌萎缩、肌无力、侧索硬化、运动神经元病、周期性麻痹、肌营养不良症、癔病性瘫痪和表现为软瘫的中枢神经系统感染后遗症等。临床辨证应分清虚实。凡起病急,发展快,多属肺热伤津,或湿热浸淫,多为实证;病史较长,起病与发展较慢,以脾胃肝肾亏虚为多,均属虚证,亦有虚中夹实者。实证治疗宜清热、润燥、利湿,虚证治疗宜益气、健脾、滋肝肾,并应重视"治痿独取阳明"的原则。

脱肛是直肠黏膜、肛管、直肠全层甚至部分乙状结肠向下移位,脱出肛外的一种疾病。其特点是直肠黏膜及直肠反复脱出肛门外,伴肛门松弛,多见于儿童及老年人,常见于西医的肛管直肠脱垂。基本病机为气虚下陷。病因病机多为小儿气血未旺,中气不足;或年老体弱,气血不足;或妇女分娩过程中,耗力伤气;或慢性泻痢、习惯性便秘、长期咳嗽引起中气下陷,固摄失司,导致肛管直肠向外脱出。多见于儿童、老年人、久病体弱患者及经产妇。该病起病缓慢,无明显全身症状,早期大便时直肠或肛管脱出肛外,便后能自行回纳,以后逐渐不能自行回纳,需用手托回。日久失治,脱出物逐渐增长,甚至咳嗽、远行时也可脱出。病情严重时可伴有大便不尽,或下腹坠胀感,因直肠黏膜反复脱出,常发生充血、水肿、糜烂、渗液,甚至渗血。查体可见肛门松弛,收缩力减弱,肛门镜检可看到直肠内黏膜折叠。直肠脱垂临床分为3度:Ⅰ度脱垂:为直肠黏膜脱出,脱出物色较红,长3～5 cm,触之柔软,无弹性,不易出血,便后可自行还纳。Ⅱ度脱垂:为直肠全层脱出,长5～10 cm,呈圆锥状,色淡红,表面为环状而有层次的黏膜皱襞,触之较厚有弹性,肛门松弛,便后有时需用手托回。Ⅲ度脱垂:直肠及部分乙状结肠脱出,长达10 cm以上,色淡红,呈圆柱形,触之很厚,便后需用手托回。

痛经系指经期前后或行经期间,出现下腹部痉挛性疼痛,或痛引腰骶,甚至剧痛晕厥者,亦称"经行腹痛"。病因病机主要是邪气内伏或精血素亏,更值经期前后冲任二脉气血的急骤生理变化,导致胞宫气血运行不畅,"不通则痛"或胞宫失于濡养,"不荣则痛",故使痛经发作。中医痛经辨证分气滞血瘀、寒湿凝滞、湿热瘀阻、气血虚弱、肝肾亏损五种证型,西医分原发性和继发性两种。经过详细妇科临床检查未能发现盆腔器官有明显异常者,称原发性痛经,也称功能性痛经。继发性痛经则指生殖器官有明显病变者,如子宫内膜异位症、盆腔炎、肿瘤等。

(二)环中上穴治疗下肢无力、脱肛、痛经技术简介

孙六合在40余年的实践中,根据经验总结出许多经验穴,如环中上穴,能补肾益精、通络止痛,主治泌尿生殖系统疾病和腰痛、大腿内侧痛及下肢瘫痪、疼痛、麻木等疾病,与闭孔穴同用可调补冲任。

环中上穴配合阳陵泉、足三里、上巨虚、下巨虚可治疗下肢无力。环中上穴较临床常用的环跳穴易于得到针感,见效亦快。又位于经脉比较集中的腰骶部,用温补手法针刺该穴可温通经脉、补益气血;阳陵泉为八会穴中筋会;足三里、上巨虚、下巨虚为足阳明胃经穴,"治痿独

取阳明"，足三里穴是足阳明胃经的主要穴位之一，它具有调理脾胃、补中益气、通经活络、疏风化湿、扶正祛邪的功能。《通玄指要赋》曰："三里却五劳之羸瘦；痹肾败，取足阳明之上。上巨虚有通肠化滞、理气和胃之功。"《普济方》提出："（上巨虚）治偏风，腰腿手足不仁。""治风腰腿脚不随。"下巨虚能调肠胃、通经络、安神志。《备急千金要方》记载下巨虚可治疗脚气初得，脚弱；腰脚不遂，不能跪起；小便难黄。《针灸甲乙经》则记载有："乳痈惊痹，胫重，足跗不收，跟痛，巨虚下廉主之。"故针刺诸穴可补益阳明经气，通调局部气血。上下巨虚可调理阳明气穴，而足三里可以补益升发阳明气血，与环中上穴配伍共同达到益气生血、强筋壮骨的功效。

环中上穴配合百会可治疗脱肛。百会为督脉经穴，是督脉、足厥阴经、手足三阳经的交会穴，能贯通诸条阳经，升阳益气，升提固脱。环中上穴位于腰骶部，针感至肛门部，"气至病所"，可通调局部经气，促进肛门升提回纳。二穴均用努运热补法，合用则能益气升提、回纳固脱。

环中上穴配合太冲、三阴交可治疗痛经。太冲乃肝经原穴、冲脉之支别处，肝经"环阴器，抵小腹"，《灵枢·九针十二原》曰："凡此十二原者，主治五脏六腑之有疾也。"针之可疏肝解郁，理气活血，调理冲任。三阴交乃足三阴经的交会穴，《针灸玉龙经》提到"妇人血气痛：合谷（补），三阴交（泻）"；三阴经从足走腹，针此穴可调和气血、通经活络、调脾胃、益肝肾。太冲、三阴交均可理气行气活血，环中上用努运热补法；太冲平补平泻；三阴交提运凉泻法，三穴同用共奏疏肝解郁、调理冲任、通络止痛之功。

（三）环中上穴治疗下肢无力、脱肛、痛经技术的操作

1. 器材准备

一次性无菌针灸针，直径 0.35～0.45 mm，长度 3～6 寸（75～150 mm）、2 寸（50 mm）等规格；棉签、碘伏、治疗盘、镊子、锐器盒等。

2. 操作步骤

（1）下肢无力

1）体位：患者先取俯卧位，待针刺环中上穴结束后嘱患者调整体位为仰卧位。

2）选取穴位：① 环中上：在腰骶部，在第 21 椎与股骨大转子连线的中点上 2 寸、外 5 分处。② 阳陵泉：在肘横纹外侧端，屈肘，当尺泽与肱骨外上髁连线中。③ 足三里：在小腿前外侧，当犊鼻下 3 寸，距胫骨前缘一横指。④ 上巨虚：在小腿外侧，犊鼻下 6 寸，犊鼻与解溪连线上。⑤ 下巨虚：在小腿外侧，犊鼻下 9 寸，犊鼻与解溪连线上。

3）消毒：选好腧穴后，用碘伏消毒。针刺操作前医者洗手，并用免洗速干手消毒液进行双手消毒。

4）操作：患者俯卧位，环中上穴直刺，选用 3 寸毫针，刺入 2～3 寸，用努运热补手法，使针感达到下肢或足部，运针 1 min，出针，强刺激不留针。患者调整为仰卧位后，选用 2 寸毫针，针刺阳陵泉、足三里、上巨虚、下巨虚，刺入 1～2 寸，用努运热补手法每穴运针 1 min，留针 30 min，每隔 10 min 行针 1 次。

5）配穴：根据疾病证型不同可适当配穴。

每日1次，10次1个疗程，每疗程间隔2～3日。

6）流程图

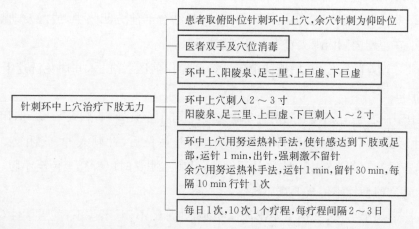

（2）脱肛

1）体位：患者取俯卧位。

2）选取穴位：① 环中上：在腰骶部，在第21椎与股骨大转子连线的中点上2寸、外5分处。② 百会：在头顶，两耳间连线的中点。

3）消毒：选取腧穴后，用碘伏消毒。针刺操作前医者洗手，并用免洗速干手消毒液进行双手消毒。

4）操作：用右手拇、示、中三指持3寸毫针，在环中上穴向肛门方向透刺2～3寸，使针感达到肛门，运针1 min，出针，强刺激不留针；选取百会穴刺入0.5～0.8寸，用努运热补手法，留针30 min，每隔10 min行针1次。

5）该法亦适用于虚寒证泄泻。寒湿困脾加脾俞、胃俞、阴陵泉健脾化湿；肠腑湿热加合谷、下巨虚清利湿热；饮食停滞加中脘、建里消食导滞；肝郁气滞加太冲、期门疏肝理气；脾气亏虚加脾俞、胃俞、足三里健脾益气；肾阳亏虚加肾俞、命门关元温肾固本。

每日1次，10次1个疗程，每疗程间隔2～3日。

6）流程图

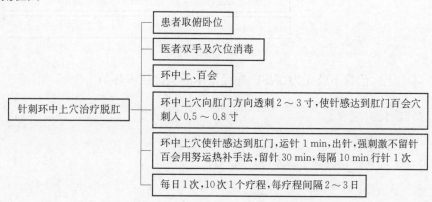

（3）痛经

1）体位：患者取俯卧位，待针刺环中上穴结束后嘱患者调整体位为仰卧位。

2）选取穴位：① 环中上：在腰骶部，在第 21 椎与股骨大转子连线的中点上 2 寸、外 5 分处。② 太冲：在足背，第 1、第 2 跖骨间，跖骨结合部前方凹陷中，或触及动脉波动处。③ 三阴交：在小腿内侧内踝尖直上 3 寸，胫骨后缘。

3）消毒：选好腧穴位后，用碘伏消毒。针刺操作前医者洗手，并用免洗速干手消毒液进行双手消毒。

4）操作：用右手拇、示、中三指持 3 寸毫针，在环中上穴斜刺，刺入 2～3 寸，用努运热补手法，使针感达到小腹、会阴部即出针。患者调整体位后，针刺太冲、三阴交，太冲直刺 0.5～1 寸，三阴交直刺 1～1.5 寸，平补平泻法，针刺三阴交时以针感上传至小腹、会阴部为佳，针刺太冲穴时使针感传至少腹部效佳。

5）该法适用于男性、女性生殖泌尿系疾病，如月经不调、不孕不育、男性性功能障碍、癃闭。根据疾病证型不同可适当配穴：痛经气血凝滞加气海、血海、中极、太冲、三阴交活血化瘀；寒凝湿滞加肾俞、次髎、命门、中极、水道、地机散寒化瘀；湿热蕴结加阴陵泉、行间、水道清利湿热；肝肾亏虚加肝俞、肾俞、太冲、太溪补益肝肾。留针 30 min，每隔 10 min 行针 1 次。

每日 1 次，10 次 1 个疗程，可在每次月经来潮前 5 日开始治疗。

6）流程图

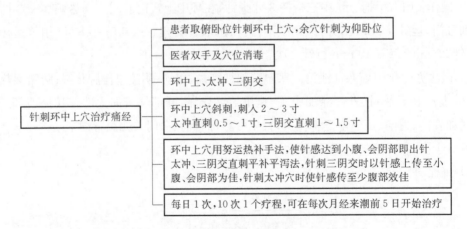

（四）环中上穴治疗下肢无力、脱肛、痛经技术的关键技术环节

（1）取穴定位应准确。

（2）针刺深度宜得当。

（3）根据不同病证选取不同的针刺方向。

（4）努运手法操作要达到气至病所。

(五) 注意事项及意外情况处理

(1) 初次治疗选穴宜少,手法要轻,治疗前要消除患者对针的顾虑,同时选择舒适持久的体位,避免由于过度紧张而造成晕针。

(2) 针刺手法应严格按照要求进行操作,避免由于手法过重或时间过长,造成局部疼痛或轻度肿胀,甚或青紫瘀斑、疲乏无力等。

(3) 针前应认真仔细地检查针具,对不符合质量要求的针具及时剔除。

(4) 针刺头部穴位时,因头发遮挡,出血不易发现,因此,出针时立即用消毒干棉球按压针孔,避免出血,引起血肿。

(5) 在针刺过程中,嘱患者不要随意变动体位,避免受到挤压造成弯针。

(6) 针刺之前,掌握好患者的精神状态及阴阳盛衰情况;针刺之时,全神贯注,细心体会手下的感觉,密切注意患者的表情,并调动丹田之气贯注针下,意、气、法相合,而有出神入化之效验。

(7) 由于针刺深度大,在临床应用时一般要求患者排空膀胱。

(六) 环中上穴治疗下肢无力、脱肛、痛经技术的临床应用

● 案1 某女,55 岁,退休工人。2012 年 4 月 1 日初诊。

主诉:下肢无力、麻木 2 个月余。

病史:近 2 个月来下肢无力、麻木,平素神疲倦怠,少气懒言,自汗,纳呆便溏,月经提前,量少质稀色淡,面色无华,舌淡苔薄白,脉细弱。

辨证:患者脾虚不健,生化无源,气血亏虚,经脉失养。

治法:补中益气,健脾升清。选用环中上、阳陵泉、足三里、上巨虚、下巨虚穴。患者取俯卧位,用右手拇、示、中三指持 3 寸毫针,在环中上穴上直刺,用努运热补手法,使针感到达下肢、足部,运针 1 min,出针,强刺激不留针。患者调整体位为仰卧位后,针刺阳陵泉、足三里、上巨虚、下巨虚,用努运热补手法,留针 30 min,每隔 10 min 行针 1 次。每日 1 次,10 次1 个疗程。患者针刺 1 个疗程后症状明显好转,后又巩固治疗 2 个疗程,症状消失。

● 案2 某男,52 岁,职工。2002 年 10 月 5 日初诊。

主诉:排便时感觉肛门内有脱出物伴肛门坠胀 1 周。

病史:如厕时肛门内有脱出物,并伴有肛门坠胀、大便带血、神疲乏力、食欲不振,偶有腰膝酸软、耳聋耳鸣,舌淡苔薄白,脉细弱。

辨证:患者脾胃气血亏虚,导致中气下陷,而致脱肛。

治法:补气升提,健脾益气。用右手拇、示、中三指持 3 寸毫针,在环中上穴向肛门方向透刺,使针感达到肛门,运针 1 min,出针,强刺激不留针。选取百会穴,用努运热补手法,留针 30 min,每隔 10 min 行针 1 次。每日 1 次,10 次 1 个疗程。患者针刺 15 日后症状明显好

转,后又巩固治疗 15 日,共治疗 30 次症状消除。

● **案 3** 某女,35 岁,职工。2014 年 10 月 5 日初诊。

主诉:经期腹部疼痛 5 年,加重 2 个月。

病史:诉经期小腹疼痛拒按,经血量少,行经不畅,血色紫暗有瘀块,块下痛减,平素爱生气,经前期乳房胀痛,舌质紫暗,脉弦。

辨证:患者平素爱生气,肝失疏泄,气滞血瘀,而致痛经。

治法:理气行滞,化瘀止痛。用右手拇、示、中三指持 3 寸毫针,在环中上穴上斜刺,用努运热补手法,使针感达到小腹、会阴部即出针。患者调整体位后,针刺太冲、三阴交,平补平泻法,针刺三阴交时以针感上传至小腹、会阴部为佳,针刺太冲穴时使针感传至少腹部效佳。留针 30 min,每隔 10 min 行针 1 次,每日 1 次,10 次 1 个疗程。患者针刺 20 日后症状明显好转,后又巩固治疗 10 日,以后每月月经来潮前 5 日用同法治疗 1 个疗程,连续治疗 3 个月,痛经未再复发。

第三节 · 练习与考核

■ 一、 努运热补、提运凉泻临床技术

(一)实训操作评分标准

姓名: 　　　　　　　年级专业: 　　　　　　　学号:

项 目	操作技术要求	分 值	得 分	备 注
人文素质	着装整齐,干净卫生,仪态得体,关爱受针者	5		
无菌观念	施术前后双手消毒,穴位消毒一穴两签,消毒顺序和范围不小于 5 cm²,消毒后物品摆放顺序、方法、位置正确	10		
毫针操作	1. 选择合适体位	5		
	2. 准确选取足三里穴位	10		
	3. 操作者平心静气,全神贯注,并获得受针者的配合;操作者正确持针,刺入时角度得当,快速进针	10		
	4. 针刺角度、深度合适,及时询问患者是否有得气感,是否有不适感	10		
	5. 努运热补手法操作,拇指向前、示指向后微捻,角度＜90°,重按下刮针体,努针运气行针	10		
	6. 提运凉泻手法操作示指不动,拇指向后紧提并上刮针柄,然后运气上提	10		
	7. 手法操作 3 min,如此反复操作,产生凉热感	10		
	8. 出针时棉球按压穴旁皮肤,刺手捏持针柄,将针缓慢退至皮下,快速出皮肤,按压针孔	5		
	9. 医疗垃圾处理正确	5		
整体质量	关注患者舒适;与患者交流用语规范、自然、针对性强;操作流程熟练;动作敏捷迅速、连贯、正确	10		
合 计		100		

(二) 思考与练习

(1) 努运热补法的核心操作技术是什么?

(2) 提运凉泻法的核心操作技术是什么?

■ 二、 针刺环中上穴治疗下肢无力、脱肛、痛经技术

(一) 实训操作评分标准

姓名: 　　　　　　年级专业: 　　　　　　　　　学号:

项 目	操作技术要求	分 值	得 分	备 注
人文素质	着装整齐,干净卫生,仪态得体,关爱受针者	5		
无菌观念	施术前后双手消毒,穴位消毒一穴两签,消毒顺序和范围不小于5 cm²,消毒后物品摆放顺序、方法、位置正确	10		
毫针操作	1. 选择合适体位	5		
	2. 下肢无力选择环中上、阳陵泉、足三里上巨虚、下巨虚穴位;脱肛选择环中上、百会;痛经选择环中上、太冲、三阴交	10		
	3. 操作者平心静气,全神贯注,并获得受针者的配合;操作者正确持针,刺入时角度得当,快速进针	10		
	4. 针刺角度、深度合适,及时询问患者是否有得气感,是否有不适感	10		
	5. 努运热补手法操作,拇指向前、示指向后微捻,角度<90°,重按下刮针体,努针运气行针	10		
	6. 提运凉泻手法操作示指不动,拇指向后紧提并上刮针柄,然后运气上提	10		
	7. 手法操作3 min,如此反复操作,产生凉热感	10		
	8. 出针时棉球按压穴旁皮肤,刺手捏持针柄,将针缓慢退至皮下,快速出皮肤,按压针孔	5		
	9. 医疗垃圾处理正确	5		
整体质量	关注患者舒适;与患者交流用语规范、自然、针对性强;操作流程熟练;动作敏捷迅速、连贯、正确	10		
合 计		100		

(二) 思考与练习

(1) 试述运用环中上穴治疗下肢无力、脱肛、痛经如何配伍。

(2) 通过实践体会不同疾病的环中上穴针感的差异。

本书配套数字教学资源

微信扫描二维码,加入中原医家针灸特色技术读者交流圈,获取配套教学视频资料,夯实基础知识

第三章
杨兆勤

第一节 · 学术思想概要

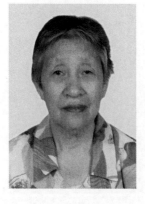

　　杨兆勤,河南中医药大学教授,河南中医药大学第三附属医院主任中医师,河南省知名针灸医家。杨氏勤求古训,博采新知,技术精湛,医德高尚,在临床中选穴配方讲究少而精,力专势宏,认为"善用针者,穴不在多而在精,选穴要针对辨证,服从治则",强调病证结合、精于辨证。识病、辨证为中医诊疗之原始,而辨证是治疗的前提,论治是治疗的手段。只有认清疾病,才能抓住疾病的本质与特征;只有辨证准确,才能确立有效的施治方法。针灸操作时重视调神、意守神气、注重手法、强调补泻,操作过程中要求操作者神志专一,意守神气;患者要神情安定,意守感传;并将调神贯穿在治病的全过程。进针操作速度快,无痛进针,入针要"轻而不浮,实而不拙"。做到针下有神,指下有气。杨氏对临床常见病、多发病积累了丰富的经验,并总结了有效的临证方法,对面瘫患者尤其重视针法补泻,并告诫初学者不可贸然为之。杨氏擅用针灸治疗面神经麻痹、颈腰椎病、消化系统疾病和小儿大脑发育不全、小儿麻痹等,尤其在针灸治疗面瘫方面,经过对6万多例面瘫患者的临床治疗与观察,形成了自己独特的见解和学术思想。

　　杨氏从事针灸教学及针灸临床60余年,具有丰富的临床经验和独特的学术见解,发表学术论文20余篇。工作扎实细致、默默无闻,1975~1978年跟随第一批国家援外医疗队赴埃塞俄比亚进行援外医疗工作,以精湛的技术获得高度赞扬。教学上兢兢业业,教书育人,一片丹心育桃李,培育了一批又一批的优秀学生。

· 第二节·针灸特色技术 ·

■ 微刺法治疗面瘫技术

（一）杨兆勤对面瘫的认识

面瘫是临床上的多发病、常见病，以鼻唇沟变浅，口、眼向一侧歪斜为主要特征。发病率高，四季均可发病，尤以夏末秋初季节多发，可发生于各个年龄段，杨氏临床所收集的病例中年龄最小者 7 个月，年龄最长者 93 岁。面瘫相当于西医学的面神经麻痹，有中枢性和周围性之分。本节仅针对周围性面神经麻痹论述。

杨氏认为，面瘫是机体正气不足，脉络空虚，卫外不固，风邪乘虚侵袭面部筋脉，致经络阻滞，气血运行不畅，筋脉失养，肌肉纵缓不收而为病。杨氏根据患者的自身体质、发病原因、病情缓急等不同情况总结出从皮论治、从脏腑论治的思想，以调整脏腑阴阳、调和气血等为主要治疗方法。临床上运用微刺针法技术治疗面瘫，强调面部针刺宜浅不宜深，配以四肢部远端取穴及其针刺手法轻重的不同，提出面瘫在发展期治疗重在调卫气，恢复期重在调脏腑、补气血。同时，在疾病发展的每一阶段所采用的针刺手法轻重亦不同，如在发展期针刺手法宜轻，留针时间宜短，一般以 15～20 min 为宜。营卫相灌，卫中有营，营中有卫；营卫相随，周于全身。当机体发生病变时，营卫亦相互影响，卫病及营，致营卫失和，故调和营卫是面瘫恢复期治疗的关键之一。恢复期针刺手法以中等量刺激为宜，留针 30 min。顽固性面瘫采用重刺激手法，可结合电针和面部火罐。同时，将固护正气贯穿在治疗的整个过程中，这也是治疗面瘫的关键思想所在。重点提出了面瘫的治疗宜早不宜迟，发病 7～10日以内治疗为最佳时期，对面瘫的早期康复有着重要意义。面瘫超过 6 个月为后遗症期，治疗效果欠佳。面瘫长时间得不到及时有效的治疗，气血瘀阻日久，气血循行迟滞，脏腑不能得到气血的濡润，从而使面部功能受到影响，故此期的治疗以调节脏腑阴阳、补益气血为主。

（二）微刺法治疗面瘫技术简介

面瘫，《内经》称"口喝""卒口僻"；陈言《三因极一病证方论》称"吊线风"。中医学认为，面瘫的发生与机体正气不足，卫外不固，风寒或风热乘虚而入中面部经络，致气血瘀阻，筋脉功能失调，筋肉失于约束，出现喝僻。治疗以祛风散寒、调和营卫、补益气血为主。

面瘫临床主要见眼部和口颊部筋肉松弛症状。由于足太阳经筋为"目上冈"，足阳明经筋为"目下冈"，故眼睑不能闭合为足太阳和足阳明经筋功能失调所致；口颊部主要为手太阳和手、足阳明经筋所主，因此，口歪主要系该三条经筋功能失调所致。

微刺法治疗面瘫是在中医基础理论的指导下,选穴以面部阳经为主,如攒竹、鱼腰、阳白、太阳、四白、迎香、上迎香、地仓、承浆、水沟、下关、颊车、翳风穴(均取患侧),以疏调局部筋脉气血,活血通络。水沟为任脉、手足阳明经之交会穴,承浆为督脉、手足阳明经之交会穴。督脉起于胞中,上行入脑达巅,故泻水沟可调督脉、开窍启闭、安神定志,且有疏通阳明气血之力。面部腧穴均采用轻刺、浅刺、不行针或微行针的手法。远端配以合谷(对侧),合谷属手阳明大肠经原穴,依经络循行上行于面部,左之右,右之左,刺之亦有鼓动阳明经气血的作用,同时取其"面口合谷收"之意,急性发作用轻泻法祛除阳明筋脉的邪气。配以足三里穴(双),用补法,可补益气血、濡养经筋。足三里属足阳明胃经合穴、胃下合穴,足阳明胃经为多气多血之经,胃有水谷之海之称;且胃经与脾经相表里,脾主运化,主肌肉,乃后天之源,取足三里有调理脾胃、补益气血、强壮身体、通经络之用,故将针刺足三里贯穿于面瘫治疗的全过程,在祛邪的同时不忘调补正气。

(三)微刺法治疗面瘫技术的操作

1. 器材准备

一次性无菌针灸针,直径 0.35 mm,长度 1 寸(25 mm)、1.5 寸(40 mm)两种规格;棉签、碘伏、治疗盘、镊子、锐器盒等。

2. 操作步骤

(1)体位:患者取仰卧位。

(2)选取穴位:① 攒竹:眉头凹陷处。② 鱼腰:额部,瞳孔直上,眉毛中点取穴。③ 阳白:目正视,瞳孔直上,眉上 1 寸处。④ 太阳:眉梢与目外眦之间向后约一横指凹陷处。⑤ 四白:瞳孔直下,眶下孔凹陷处。⑥ 迎香:鼻唇沟中,平鼻翼处。⑦ 上迎香:面部,当鼻翼软骨与鼻甲交界处,近鼻唇沟上端处。⑧ 地仓:瞳孔直下,口角外 0.4 寸处。⑨ 承浆:面部,颏唇沟正中凹陷处。⑩ 水沟:人中沟上 1/3 与下 2/3 交点处。⑪ 下关:颧弓与下颌切迹之间凹陷处。⑫ 颊车:下颌角前上方约一横指,当咬肌隆起处。⑬ 翳风:耳垂后方,乳突下端前方凹陷中。⑭ 合谷:手背第 1、第 2 掌骨间,当第 2 掌骨桡侧中点处。⑮ 足三里:犊鼻下 3 寸,胫骨前嵴外一横指。

(3)消毒:选好腧穴后,用碘伏消毒。针刺操作前医者洗手,并用免洗速干手消毒液进行双手消毒。

(4)操作:用右手拇、示、中指持 1 寸毫针,面部腧穴直刺或斜刺进针 0.3～0.5 寸,轻捻转针使局部产生轻微的酸胀感;合谷、足三里直刺进针 0.5～1 寸,行针使局部产生轻微的酸胀感。留针 20～30 min,其间不行针或微行针 1 次。

(5)配穴:外感风寒加风池;肝气郁滞加太冲。

每日 1 次,10 次为 1 个疗程,每疗程间隔 2～3 日。

3. 流程图

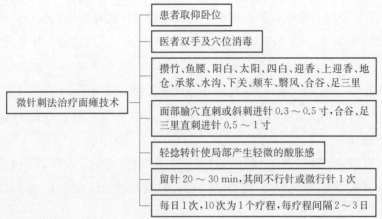

微针刺法治疗面瘫技术
- 患者取仰卧位
- 医者双手及穴位消毒
- 攒竹、鱼腰、阳白、太阳、四白、迎香、上迎香、地仓、承浆、水沟、下关、颊车、翳风、合谷、足三里
- 面部腧穴直刺或斜刺进针0.3～0.5寸,合谷、足三里直刺进针0.5～1寸
- 轻捻转针使局部产生轻微的酸胀感
- 留针20～30 min,其间不行针或微行针1次
- 每日1次,10次为1个疗程,每疗程间隔2～3日

(四) 微刺法治疗面瘫技术的关键技术环节

(1) 微者,轻微、精微、轻巧也。进针时采用轻巧而无痛的进针方法,要求无痛感进针,透皮要快,进针要缓,使不伤卫。

(2) 刺入宜表浅,面部进针深度仅在皮下浅筋膜层,刺在表而不伤营,多采用透皮刺法或平刺的手法,尤适于面瘫发病早期。

(3) 行针过程中注重虚实之要,补泻之机。补泻手法均要求缓补缓泻,重中用缓,不可贸然行之。

(4) 起针手法要求轻而巧,左手持消毒干棉签轻压针孔,右手迅速将针拔出,双手配合一气合成。

(五) 注意事项及意外情况处理

(1) 明确告知患者本病在发展期针灸有时未必会阻止病情发展,宣教患者持正确的态度对待疾病,使其认识到及早干预治疗对面瘫的早日康复具有重要的作用。

(2) 面瘫初期刺激量不宜过大,留针时间不宜长,1个疗程结束后隔2～3日后再继续下个疗程。

(3) 针刺头面部穴位,出针时应立即用消毒干棉球按压针孔,避免出血引起血肿。

(4) 嘱患者调畅情志,面部应避风寒,并戴口罩、围巾和温水洗脸刷牙。

(5) 周围性面瘫的预后与面神经的损伤程度密切相关,一般而言无菌性炎症导致的面瘫预后较好,而由病毒导致的面瘫(如亨特面瘫),预后较差,应当配合药物治疗。

(六) 微刺法治疗面瘫技术的临床应用

● 案1 某女,23岁,文员。2017年8月8日初诊。

主诉:口角歪斜2日。

病史：患者 2 日前因乘公交车坐窗户边受风，回家后感觉头面部不适，自以为感冒未予重视。2 日来渐觉面部不适症状加重遂来就诊，口角歪斜，偶有汗出，恶风寒，鼻流清涕。查体见额纹部分消失，眼裂 1 度增宽，鼻唇沟变浅，嘴角向左侧轻度倾斜，耳后无疼痛。舌淡，苔薄白，脉浮。平素体健，无明显遗传家族史。

辨证：患者年轻女性，气血尚足，现因外感风寒之邪出现面部不适症状，发病轻浅，病情尚轻，外受风寒，寒凝则气血阻滞不通，经筋不得濡养，故见面部弛缓不收，汗出乃营卫不和之症。故辨证为外感风寒，营卫失和。

治法：祛风散寒，调和营卫，舒筋通络。选用攒竹、阳白、太阳、四白、迎香、地仓、下关、颊车、合谷、足三里等穴。留针 20 min，每日 1 次，治疗 5 次痊愈，半年后随访无复发。

● 案 2　某男，68 岁，退休干部。2018 年 12 月 7 日初诊。

主诉：口角歪斜 6 日。

病史：患者 7 日前因在公园晨练后，汗出当风，第二天出现口眼歪斜症状，遂到附近医院就诊，曾口服甲钴胺、维生素 B_{12} 及抗病毒口服液，症状未见缓解并有加重趋势。现症见：右侧额纹消失；眼裂变大，露白睛；鼻唇沟变浅；口角向对侧歪斜，过瞳孔垂直线；耳后疼痛。鼓气漏气，吃饭时口角颊部塞饭，需用手才可将饭弄出。舌淡胖，苔薄，脉细。既往高血压病史 20 年，最高血压 180/110 mmHg，口服降压药血压维持稳定；高脂血症 20 年；冠心病史 15 年。

辨证：老年患者、肝肾不足、气血不足，加之平素忧思过度，劳逸失调，耗伤心脾，导致气血更亏，心神失养而致不寐。故辨证为气血亏虚，营卫不和。

治法：补益气血，调和营卫。选用攒竹、鱼腰、阳白、太阳、四白、迎香、上迎香、地仓、承浆、水沟、下关、颊车、翳风、合谷、足三里、肝俞、脾俞、肾俞等穴。留针 30 min，每日 1 次，10 次为 1 个疗程，治疗 2 个疗程痊愈，疗程间隔 3 日。半年后随访无复发。

第三节 · 练习与考核

■ 微刺法治疗面瘫技术

（一）实训操作评分标准

姓名：　　　　　　　　　年级专业：　　　　　　　　　学号：

项　目	操作技术要求	分　值	得　分	备　注
人文素质	着装整齐，干净卫生，仪态得体，关爱受针者	5		
无菌观念	施术前后双手消毒，穴位消毒一穴两签，消毒顺序和范围不小于 5 cm²，消毒后物品摆放顺序、方法、位置正确	10		

（续表）

项　目	操作技术要求	分　值	得　分	备　注
毫针操作	1. 选择合适体位	5		
	2. 准确选取攒竹、鱼腰、阳白、太阳、四白、迎香、上迎香、地仓、承浆、水沟、下关、颊车、翳风、合谷、足三里	20		
	3. 操作者平心静气，全神贯注，并获得受针者的配合；操作者正确持针，刺入时角度得当，快速进针	10		
	4. 针刺角度、深度合适，及时询问患者是否有得气感，是否有不适感	10		
	5. 轻捻转针使局部产生微胀感	10		
	6. 出针时棉球按压穴旁皮肤，刺手捏持针柄，将针缓慢退至皮下，快速出皮肤，按压针孔	10		
	7. 医疗垃圾处理正确	10		
整体质量	关注患者舒适；与患者交流用语规范、自然、针对性强；操作流程熟练；动作敏捷迅速、连贯、正确	10		
合　计		100		

（二）思考与练习

（1）试述微刺法治疗面瘫技术操作的核心理念是什么。

（2）通过实践体会面瘫不同分期所采用针法的不同。

本书配套数字教学资源

微信扫描二维码，加入中原医家针
灸特色技术读者交流圈，获取配套
教学视频资料，夯实基础知识

第四章
刘会生

▪ 第一节 · 学术思想概要 ▪

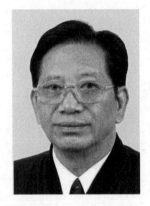

　　刘会生，河南中医药大学教授，河南中医药大学第三附属医院主任中医师，1940 年出生于中医世家。父亲刘复伍曾是郑州市第一批知名老中医，擅长针灸、内科、儿科等疾病的治疗，曾担任郑州市建设区联合医院院长。刘氏厚德博学，承古拓新，博采新知，技术精湛，临床经验非常丰富，熟谙《内经》《伤寒论》《金匮要略》《针灸大全》《药性赋》《汤头歌诀》等中医经典，尤其对"子午流注"针法治疗顽固性失眠、顽固性头痛、眩晕、心绞痛等多种疑难杂症很有研究。擅长中西医结合，善用"飞针"，赢得了"刘神针""刘飞针"的盛誉，并融入古代凤凰展翅、蜻蜓点水等补泻法的临床经验，强调得气是取得疗效的关键。针罐并用，巧妙结合；配穴精当，运用背俞穴治疗疑难病症常获佳效。

　　刘氏采用复明、太阳、球后、风池为主穴治疗青盲等眼部疾病，挑刺患侧口腔内颊部咬合线、阳白透鱼腰、四白透地仓、地仓透颊车治疗周围性面瘫，局部毫针围刺兼针刺肺俞、心俞、肝俞治疗痤疮，四神聪、环中上穴、遗道穴（在中极穴旁开 5 寸，左右共 2 个刺激点）"三穴八针"治疗小儿遗尿，都取得了非常显著的疗效。对偏瘫、小儿脑瘫、失眠等疾病也有深入的研究，对急慢性消化系统疾病、风湿性关节炎、痛经、月经不调、顽固性头痛、颈肩腰腿痛等疾病在治法上有独到之处。刘氏在 60 余年的从医生涯中，以高超的医术和高尚的医德，为无数患者解除了病痛，博得人民群众的广泛赞誉，树立了一代名医的大家风范。

　　刘氏发表学术论文 40 余篇，主持国家级、省部级科研项目 2 项。先后受邀赴英国、泰国、马来西亚、新加坡和中国香港、中国台湾等多个国家及地区进行访问、医学交流和讲学，吸引了众多学者前来学习中医针灸。

第二节 · 针灸特色技术

■ "刘氏飞针"治疗青盲技术

（一）刘会生对青盲的认识

青盲是指眼外观正常，视盘色淡，视力渐降，甚至盲无所见的内障眼病。《诸病源候论·目病诸候》曰："青盲者，谓眼本无异，瞳子黑白分明，直不见物耳。"后世文献多宗此说。青盲相当于西医的眼底退行性病变或发于多种眼病的视神经萎缩、黄斑变性，是眼科较为常见的难治之疾，与年龄、性别无关，可由高风内障、络阻暴盲、目系暴盲等失治或演变而成，亦可由其他全身性疾病或头眼部外伤引起。可单眼或双眼发病。

刘氏将青盲辨证分型如下。① 肝郁气滞：双眼先后或同时发病，视物模糊，中央有大片暗影遮挡，日渐加重而盲无所见，曾有目珠转动时牵拉痛和压痛，伴心烦，郁闷，口苦胁痛，舌红，苔薄，脉弦。② 气血瘀滞：视力渐降，日久失明，皮肤甲错，舌紫暗，舌下络脉曲张，脉结代。③ 肝肾阴虚：双眼昏蒙，眼前有黑影遮挡，渐至失明，双眼干涩，伴头晕耳鸣，遗精腰酸，舌红，苔薄，脉细。④ 气血两虚：视力渐降，日久失明，伴面乏华泽，神疲乏力，懒言少语，心悸气短，舌淡，苔薄，脉细。⑤ 脾肾阳虚：久病虚羸，目无所见，伴畏寒肢冷，面色发白，腰膝酸软，大便硬，舌淡，苔薄，脉沉细。

（二）"刘氏飞针"治疗青盲技术简介

刘氏自幼爱读医典，深钻细研，对针刺手法很有研究，在古代医家针刺手法的基础上，结合多年的临床针刺经验，加上他深厚的书法功底，于20世纪80年代初逐渐摸索出了一种易学、易教、患者痛苦小的毫针刺法。由于这种方法快速旋转进针、准确、无痛，手法轻巧，得气明显，疗效卓著，被国内外业内人士誉为"刘氏飞针"。

"刘氏飞针"具体操作方法：治疗时医者以右手拇、示、中三指指腹持针柄，左手将穴位处的皮肤消毒，进针时，右手的拇指内收，示、中二指指腹同时相应外展，做鸟儿展翅高飞状，此时针体便迅速转动，像从枪膛射出的子弹，当针处于快速旋转接近穴位时，通过肘、腕、指力将旋转的毫针弹射入穴位，患者基本感觉不到疼痛，此时即可快速捻转针体，引气至病所。此法将针如枪弹般急速射入穴内，再进行缓慢捻进，几乎没有疼痛，即金代医家何若愚所说的"针入贵速，既入徐进，出针贵缓，急则多伤"。医者腕、指力必须配合协调默契，推进与刺入时机必须适当，水平旋转与垂直刺入两个方向的力必须平衡，才能达到穿刺力强、落点准确的效果。由于毫针是快速旋转刺入穴内的，穿透力强，加之刺入急速，故患者痛感极微。若熟练掌握,则有刺入迅速、针刺无痛的效果。

刘氏强调针刺操作时要聚精会神、手如握虎,胸有真识,腕有真劲,手有真气,投之所向,无不如意。既灵活自如、轻妙绝伦,又蕴涵着一种实实在在、巧发奇中的力量,使针入肌肤时,轻而不浮,实而不拙。"刘氏飞针"不仅疗效显著,而且可消除患者"怯针"的心理障碍。

中医学认为,青盲病在水轮,与肝、脾、肾三脏相关,治疗多从疏肝解郁、活血祛瘀、益气养血、补肝益肾、补益脾肾着手。刘氏采用复明、太阳、球后、风池为主穴治疗,复明穴为经验效用穴,太阳为治疗头目疾患的常用经外奇穴,两穴相配在局部透刺眼区,使针感直达患处,改善局部微循环,激活和兴奋视神经纤维,恢复和发挥其正常传导功能,加速好转。球后属经外奇穴,对各种眼疾均有良效。风池是足少阳胆经穴,位于脑后,具有清头明目、通利关窍之功效,对各种眼疾均有一定效果,尤其能明显提高视力。诸穴相配,随证加减其他穴位治疗青盲,取穴精少,操作简便,效果良好,值得推广应用。

(三)"刘氏飞针"治疗青盲技术的操作

1. 器材准备

一次性无菌针灸针,直径 0.35 mm,长度 1 寸(25 mm)、1.5 寸(40 mm)和 3 寸(75 mm)三种规格;棉签、75%乙醇或碘伏、治疗盘、镊子、锐器盒等。

2. 操作步骤

(1)体位:患者取仰卧位或坐位。

(2)选取穴位:① 复明:翳风前 0.3 寸,耳垂后皮肤皱裂处。② 太阳:在颞部,当眉梢与目外眦之间,向后约一横指的凹陷处。③ 球后:在面部,当眶下缘外 1/4 与内 3/4 交界处。④ 风池:胸锁乳突肌与斜方肌上端之间的凹陷中,平风府穴。

(3)消毒:选好腧穴后,用 75%乙醇或碘伏消毒。针刺操作前医者洗手,并用免洗速干手消毒液进行双手消毒。

(4)操作:复明,选用 3 寸毫针,将耳垂向前上方提拉,斜向上呈 15°,刺入 2～3 寸;太阳,选用 1.5 寸毫针,向内下方呈 15°,刺入 1.2～1.5 寸;球后,选用 1 寸毫针,左手轻压眼球向上,针尖沿眶下缘飞针直刺 0.6～1 寸,不提插捻转,产生针感即出针,并轻轻按压针孔 1 min,以防出血;风池,选用 1 寸毫针,向对侧眼球方向飞针刺入 0.6～0.8 寸,小幅度捻转,使针感传至眼区即可。复明采用捻转结合小提插,球后不提插、不捻转,其他诸穴均采用提插与捻转相结合的手法。球后不留针,其他诸穴均留针 20～30 min,每隔 10 min 行针 1 次。眼周及耳周穴位宜适当延长按压时间,以不出血为度。

(5)配穴:肝郁气滞配太冲、光明;气血瘀滞配膈俞、委中;肝肾阴虚配肝俞、太溪;气血两虚配心俞、神门、气海;脾肾阳虚配足三里、脾俞、肾俞、关元。

每日治疗 1 次,10 日为 1 个疗程,每疗程间隔 2～3 日。

3. 流程图

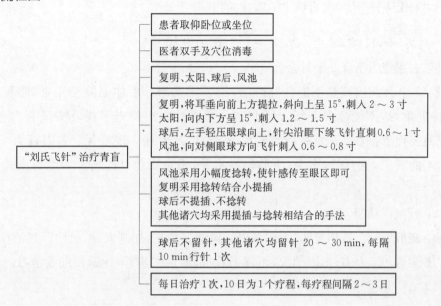

"刘氏飞针"治疗青盲

- 患者取仰卧位或坐位
- 医者双手及穴位消毒
- 复明、太阳、球后、风池
- 复明,将耳垂向前上方提拉,斜向上呈15°,刺入2~3寸
  太阳,向内下方呈15°,刺入1.2~1.5寸
  球后,左手轻压眼球向上,针尖沿眶下缘飞针直刺0.6~1寸
  风池,向对侧眼球方向飞针刺入0.6~0.8寸
- 风池采用小幅度捻转,使针感传至眼区即可
  复明采用捻转结合小提插
  球后不提插,不捻转
  其他诸穴均采用提插与捻转相结合的手法
- 球后不留针,其他诸穴均留针20~30 min,每隔10 min行针1次
- 每日治疗1次,10日为1个疗程,每疗程间隔2~3日

(四)"刘氏飞针"治疗青盲技术的关键技术环节

取复明穴时将耳垂向前上方提拉,刺入针尖达下颌骨髁突后侧面,出现针感后,捻转并小幅度提插,使针感传至眼区,以眼区出现热胀感为宜。针太阳穴时,以使眼发胀为度。针球后穴时,产生针感后即出针,不提插,不捻转,出针后用无菌干棉签轻压针孔1 min,以防出血。刺风池穴时,局部产生针感即可。单眼患病只取患侧,双眼患病取两侧。

(五)注意事项及意外情况处理

(1)明确诊断,积极针对原发性视神经萎缩、继发性视神经萎缩、颅内病变不同病因进行治疗,去除视神经损害因素。

(2)调畅情志,保持精神愉悦。

(3)饮食宜清淡,富含营养,忌食生冷、辛辣、油腻之品。

(4)初次治疗选穴宜少,手法要轻,治疗前要消除患者对针的顾虑,同时选择舒适持久的体位,避免由于过度紧张而造成晕针。

(5)针刺手法应严格按照要求进行操作,避免由于手法过重或时间过长,造成局部疼痛或轻度肿胀,甚或青紫瘀斑、疲乏无力等。

(6)针前应认真仔细地检查针具,对不符合质量要求的针具及时剔除。

(7)针刺头部穴位时,因头发遮挡,出血不易发现。因此,出针时立即用消毒干棉签按压针孔,避免出血,引起血肿。

(8)在针刺过程中,嘱患者不要随意变动体位,避免受到挤压造成弯针。

(六)"刘氏飞针"治疗青盲技术的临床应用

● 案 赵某,女,11 岁,学生。2017 年 1 月 10 日就诊。

主诉:右眼视力下降 2 个月余。

病史:2 个月前因高热不退住院医治,给予激素治疗后体温降至正常,唯见右眼视力下降伴见重影,不能读书看报。经北京儿童医院眼底检查示视乳头呈苍白色,境界清楚,视网膜血管细少,诊为视神经萎缩,经治疗效不佳。现症见:右眼视力 0.03,时伴重影,不能看书,满月脸,多毛,下肢轻度水肿,不思饮食,口微苦,舌红苔微黄,脉弦。诊为青盲。

辨证:肝气郁结型。

治法:疏肝解郁。选用复明、太阳、球后、风池穴为主,加刺太冲、光明。共治疗 70 次,右眼视力恢复至 0.5 左右,重影消失,可读书看报,能自主步行,遂返校继续学习,4 个月后随访未复发。

第三节 · 练习与考核

■ "刘氏飞针"治疗青盲技术

(一)实训操作评分标准

姓名: 年级专业: 学号:

项 目	操作技术要求	分值	得 分	备 注
人文素质	着装整齐,干净卫生,仪态得体,关爱受针者	10		
无菌观念	施术前后双手消毒,穴位消毒一穴两签,消毒顺序和范围不小于 5 cm²,消毒后物品摆放顺序、方法、位置正确	10		
毫针操作	1. 选择合适体位	10		
	2. 准确选取复明、球后、太阳、风池	10		
	3. 操作者平心静气,全神贯注,并获得受针者的配合;操作者正确持针,刺入时角度得当,快速进针	10		
	4. 针刺角度、深度合适,及时询问受针者是否有得气感,是否有不适感	10		
	5. 复明采用捻转结合小提插,球后不提插、不捻转,其他诸穴均采用提插与捻转相结合的手法	10		
	6. 出针时棉签按压穴旁皮肤,刺手捏持针柄,将针缓慢退至皮下,快速出皮肤,按压针孔	10		
	7. 医疗垃圾处理正确	10		
整体质量	关注患者舒适;与患者交流用语规范、自然、针对性强;操作流程熟练;动作敏捷迅速、连贯、正确	10		
合 计		100		

（二）思考与练习

（1）试述"刘氏飞针"治疗青盲技术操作的核心理念是什么？

（2）通过实践体会复明、太阳、球后、风池穴的针感。

本书配套数字教学资源

微信扫描二维码，加入中原医家针
灸特色技术读者交流圈，获取配套
教学视频资料，夯实基础知识

第五章
高希言

·第一节·学术思想概要

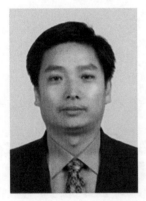

高希言,医学博士,河南中医药大学二级教授,河南中医药大学针灸研究所所长,博士生导师,国家中医药管理局"十二五"重点学科针灸学科带头人,长期从事针灸教学和临床工作,对针灸治疗失眠、头痛、眩晕、抑郁症、颈椎病、腰椎间盘突出症、便秘、膝关节积液等难治病症做了深入的探讨,根据体质、病情、发病原因等不同情况,总结出从脑论治、从心论治的调理气血,调理脏腑等治疗方法,认为失眠的早期重在调卫气,提出"调卫健脑针法"治疗失眠;顽固性失眠重在调理脏腑阴阳平衡,重用透灸;久病入络,难治性失眠在于通络,并开展了规范的临床研究,以提高治疗效果。曾跟师邵经明、李鼎、张缙、魏稼等名家学习,总结其针灸经验,形成针灸治疗失眠的特色技术,该方法作为国家中医药管理局中医适宜项目在全国推广、在教学中使用。先后获得国家自然科学基金、国家中医药管理局、河南省科学技术厅、河南省教育厅、河南省中医管理局和郑州市科技局等多项资助。

高氏在总结古代医家艾灸经验基础上,提出透灸的理念,即用充足的灸量达到施灸部位出现汗出潮红,或有花斑,甚至在远离施灸部位出现汗出的现象,或出现感传现象。受晋代《肘后备急方》中记载的隔瓦甑灸法的启发,结合中原地区的用灸习惯,设计制作的灸具,起到了很好控制烟雾、控温的目的,减省了操作人力,提高了治病的效果,获国家发明专利5项,实用新型专利30余项。培养60多名研究生(其中博士6名),并招收博士后进站工作。在公开学术刊物上发表相关学术论文357篇,主编全国教材有《针灸医籍选读》《针灸流派概论》《各家针灸学说》《针灸临床学》,主编学术著作有《中医心脑病学》《实用中西医消化病学》《实用中西医肝胆病学》《实用中西医糖尿病学》《中国针灸辞典》《透灸》《古代医家针灸学术思想概要》等。多次应邀到香港大学进行教学和学术交流,到加拿大、澳大利亚、意大利、俄罗斯、日本、韩国、美国、法国、南非等多个国家传授针灸技术。

第二节 · 针灸特色技术

一、 调卫健脑针法治疗失眠症技术

(一) 高希言对失眠的认识

良好的睡眠有助于消除疲劳、巩固记忆、增强免疫力、促进儿童生长发育,对维持机体健康有重要的作用。随着社会生活节奏的加快,心理压力的增大,失眠患者不断增多,在美国、澳大利亚和欧洲等一些发达国家的发生率高达35.2%。睡眠已成为困扰人类身心健康的重大问题,国际精神卫生和神经科学基金会将每年的3月21日定为"世界睡眠日"。呼吁民众要遵循自然规律和生物规律,养成良好的作息习惯,保持健康的生活状态。

失眠是指经常不能获得正常睡眠的一种病证,轻者入眠困难,时寐时醒或醒后不能再寐,严重者可整夜不眠,直接影响着人们的正常工作、生活、学习和健康。长期失眠可导致免疫力下降、白天精神不振、注意力不集中,思维能力下降,甚至产生抑郁、焦虑、肿瘤、胃肠功能紊乱、心脑血管疾病等。改善睡眠是提高生活质量、保障身体健康的重要环节,目前治疗失眠多采用人工合成的镇静、催眠药,这些药物容易产生耐药性、成瘾性、戒断性反应,且易造成肝肾功能损害、呼吸抑制及睡眠时相的改变。针灸治疗失眠通过调整脏腑功能,疗效好且安全、经济,对控制患者病情发展、改善生活质量有重要意义。

(二) 调卫健脑针法治疗失眠症技术简介

根据《内经》记载,高氏认为失眠是由于卫气运行失调、脑髓失养所致,白天卫气运行于阳经,夜间卫气运行于五脏,阳跷脉气盛,阳不入阴表现为目张不欲睡,阴气不能出阳表现为目闭欲睡。《灵枢·寒热病》记载"阳气盛则瞋目,阴气盛则瞑目",说明睡眠与卫气密切相关。治疗的关键是调卫气,益脑髓,标本兼固,以解决"昼不精,夜不寐"的失眠问题。

运用针刺百会、四神聪、照海、申脉和耳压(耳神门、缘中)方法,可调整卫气的运行,健脑安神,以改善大脑功能的失调状态,达到益脑安眠的作用。四神聪为经外奇穴,位于百会穴前后左右各旁开1寸,其前后两穴均在督脉的循行路线上,左右两穴则紧靠膀胱经,膀胱经络肾,督脉贯脊属肾,络肾贯心,其气通于元神之府,该穴可调治元神之府产生的病患,具有安神益智、健脑调神的功效,能促进睡眠、增强记忆。针刺百会、四神聪穴能引阳入阴,调理昼夜阴阳的消长,使机体达到"阴平阳秘",改善失眠状态。照海为足少阴肾经穴,通于阴跷脉;申脉乃足太阳膀胱经穴,通于阳跷脉。照海、申脉为阴阳跷脉循行所过,失眠为阳气盛

阴气虚,故补照海,泻申脉,补阴抑阳,可使阴阳调和,卫气由阳得入于阴,则目可瞑,眠可安。

(三) 调卫健脑针法治疗失眠症技术的操作

1. 器材准备

一次性无菌针灸针,直径 0.35 mm,长度 1 寸(25 mm)、1.5 寸(40 mm)和 2 寸(50 mm)三种规格;棉签、碘伏、治疗盘、耳穴贴、镊子、锐器盒等。

2. 操作步骤

(1) 体位:患者取俯卧位或坐位。

(2) 选取穴位:① 百会:在头部,当前发际正中直上 5 寸。② 四神聪:在头部,当百会前后左右各 1 寸,共 4 穴。③ 申脉:在足外踝部,外踝直下方凹陷中。④ 照海:在足内侧,内踝尖下方凹陷处。⑤ 耳神门:在三角窝后 1/3 的上部,即三角窝 4 区。⑥ 缘中:在对耳屏游离缘上,对屏尖与轮屏切迹的中点处。

(3) 消毒:选好腧穴后,用碘伏消毒。针刺操作前医者洗手,并用免洗速干手消毒液进行双手消毒。

(4) 操作:用右手拇、示、中三指持 1 寸毫针,在百会、四神聪平刺进针 0.5 寸,快速捻转 1 min,局部产生酸胀感,四神聪穴针尖方向朝向百会穴;用 1.5 寸毫针在申脉、照海穴直刺 1 寸,行捻转手法 1 min,局部产生酸胀沉感,留针 40 min,其间行针 2 次。起针后,将耳穴贴贴压在耳神门、缘中穴,出现刺痛感,以耳郭发红、发胀、发热为度。

(5) 配穴:肝阳上扰加太冲;心肾不交加太溪;心脾亏虚加神门;脾胃不和加足三里。

体针穴位每日针刺 1 次,5 日为 1 个疗程,每疗程间隔 2 日,连续治疗 3 个疗程。耳穴嘱患者每日按压 2 次,每次按压 10 min,以耳郭发热、发胀为度,每 3 日更换 1 次。

3. 流程图

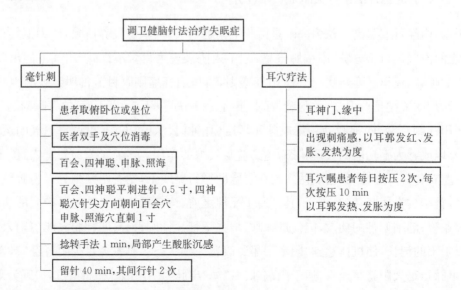

(四) 调卫健脑针法治疗失眠症技术的关键技术环节

(1) 针刺治疗的时间宜选择在下午。

(2) 针刺得气程度要合理掌握,以持续而和缓的得气为宜,针感不宜太强,也不能太弱。

(3) 耳穴按压一定要有发热、发胀的感觉。

(五) 注意事项及意外情况处理

(1) 初次治疗时选穴宜少,手法要轻,治疗前要消除患者对针刺的顾虑,同时选择舒适持久的体位,避免由于过度紧张而造成晕针。

(2) 针刺手法应严格按照要求进行操作,避免由于手法过重或时间过长,造成局部疼痛或轻度肿胀,甚或青紫瘀斑、疲乏无力等。

(3) 针前应认真仔细地检查针具,对不符合质量要求的针具及时剔除。

(4) 针刺头部穴位时,因头发遮挡,出血不易发现。因此,出针时立即用消毒干棉球按压针孔,避免出血,引起血肿。

(5) 在针刺过程中,嘱患者不要随意变动体位,避免受到挤压迫造成弯针。

(六) 调卫健脑针法治疗失眠症技术的临床应用

适用于病程短、较轻的原发性失眠,抑郁伴发的失眠要治疗原发病,治疗期间要养成良好的生活规律,并注意饮食起居。

● 案1 某女,63岁,退休工人。2016年3月7日初诊。

主诉:失眠1个月。

病史:平日睡眠欠佳,近日因与家人生气,致彻夜不眠,前晚服3片舒乐安定仍不能入睡。查面色少华,目胞微肿,情绪激动,脉弦,苔薄黄。

辨证:患者因精神刺激而致情绪变化,肝失疏泄,情志不畅。

治法:调卫健脑,疏肝泻火安神。选用百会、四神聪、申脉、照海、太冲、神门等穴。留针30 min,患者即发出鼾声。当晚入睡约5小时,治疗3次,即告痊愈。

● 案2 某男,52岁,干部。2005年11月5日初诊。

主诉:失眠20余年。

病史:由于工作压力大,长期紧张过度所致,每日需服用安眠药方能入睡,晨起有头昏沉、心慌等症,伴脘闷纳差,舌淡苔薄,脉细弱。

辨证:患者忧思过度,劳逸失调,耗伤心脾,导致气血不足、心神失养而致不寐。

治法:调卫健脑,养心安神。选用百会、四神聪、申脉、照海、神门、内关、足三里等穴。经30次治疗后可完全摆脱安眠药,巩固20次,共计治疗50次,诸症悉除。

二、透灸临床操作技术

(一) 高希言对透灸的认识

高氏在总结古人灸法经验的基础上,认为艾灸的部位以病位局部取穴为主,艾灸量要充足为贵。无论是用艾条透灸,还是艾箱透灸,均应达到灸量充足,出现汗出、潮红等体征,这种方法称为透灸。透灸既重视灸量,又重视患者灸后的反应。灸后反应是起效的标志,是机体施灸部位气血变化的反映。患者应感觉舒适、热感向深部渗透、传导,出现汗出、潮红等或全身出汗。

充足的灸量是起效的前提,古代医家强调艾炷底部直径要有三分大,认为"灸不三分,是谓徒冤"。陈延之《小品方》记载:"欲令根下广三分为适也。减此为覆孔穴上,不中经脉,火气不能远达。"在古代灸量充足的标准就是发疮。

(二) 透灸临床技术简介

透灸是高氏在古代医家重灸应用经验的基础上,结合多年临床经验,摸索、总结出的一种施灸有效方法。其艾箱透灸是用特制规格的灸箱,在密闭的灸箱内施灸 20 min 以上,箱内温度保持在 43℃ 左右,使艾灸产生的热量向病变部位透达,灸后在施灸部位出现均匀的潮红、汗出或红白相间的花斑,或出现全身汗出时,这是气血调和、经络疏通的标志。此法可节省人力,并使烟雾在箱内沉淀,保持诊室内的环境清新。

(三) 透灸临床技术的操作

1. 器材准备

艾条可选用清艾条或药艾条;火柴或打火机、酒精灯等点火工具,以及治疗盘、弯盘、镊子、灭火管等辅助用具。清艾条为纯艾艾条,药艾条是加入肉桂、干姜、木香、独活、细辛、白芷等药末的艾条。根据施术部位选择灸箱:足部艾灸箱适用于对足内侧、外侧、足背部和踝部施灸,治疗足癣、足跟痛、踝关节扭伤等疾病。膝关节艾灸箱用于治疗膝关节炎、膝关节积液等疾病;颈部艾灸箱用于治疗颈椎病、颈肩综合征;手腕部艾灸箱用于治疗手腕部腱鞘炎、腱鞘囊肿和腕管综合征、类风湿关节炎等疾病;背部艾灸箱用于治疗咳嗽、咯痰及因风、寒、湿邪引起的肩背不适;安全环保灸箱,特点是热力集中、熏灸面积大、用艾量少,可较好地控制烟雾,多用于对腹部、背腰部位的施灸。

2. 操作步骤

艾条灸适用于单个穴位或者头面等病变范围小的部位。灸箱适用于腰背部、腹部、肘膝关节等较大的部位,具有施灸面积大,火力集中,灸后反应明显的特点。选择患者舒适、医者便于操作的体位,一般以仰卧位和俯卧位最为常用。

(1) 艾条透灸法:操作时,医者一手持艾条,将艾条一端点燃,另一手的示指和中指分别置于所灸穴位的两侧,如施灸头部时,两指需拨开头发,尽量暴露穴区头皮,测知局部受热温度,根据患者耐热程度随时调整施灸距离,以患者出现舒适、温热感向病变部位透达的感觉为宜。直到患者出现能够耐受的温热感觉,以透灸部位皮肤潮红、汗出为度。然后,施灸下一个穴位,每次灸 1～3 穴。

透灸过程中,患者可能会出现舒适感、胀痛感、沉重感、痒感、蚁行感、水流感、饥饿感、肠鸣,或温热感呈线状或带状向病变部透达。

(2) 灸箱透灸法:操作时,将 6 段 3 cm 长艾条两端点燃后,分上下两排各放 3 段,均匀摆放于灸箱内,固定在灸箱网上,防止艾条滚动造成的热力不均。灸箱平稳放置于施灸部位,将灸箱盖打开 1 cm 的缝隙,使少量空气进入箱内助艾条燃烧,10 min 后盖紧箱盖,用 5 块 75 cm× 75 cm 滤布,先用一块滤布盖在灸箱顶部,其余 4 块滤布将箱体四周包严,防止烟雾溢出。每次灸 1～3 穴,施灸结束后,取下灸箱。透灸时程控制在 30～40 min,灸箱不热后取下灸箱。

透灸过程中,要求患者有热感从施灸部位向病变部位透达,或伴有全身、局部汗出的现象,灸后要求透灸部位的皮肤出现潮红或红白相间的花斑。

每日 1 次,5 日为 1 个疗程,每疗程间隔 2 日。

3. 流程图

(1) 艾条透灸

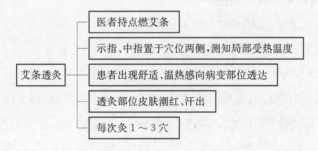

(2) 艾箱透灸

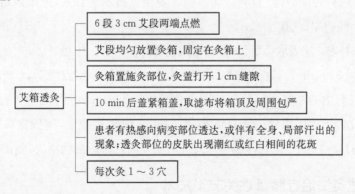

(四) 透灸临床技术的关键技术环节

(1) 透灸主要根据灸后产生的反应来把握灸量。灸后出现的汗出、潮红、花斑是达到透灸成功的标志,在施术部位出现的红白相间的花斑是透灸后机体的一种特有的反应。

(2) 皮肤花斑处说明气血营卫不和、经络不通。经过一定时间的治疗后,花斑消失,施灸部位呈现均匀的潮红、汗出,说明营卫调和、经络气血疏通。

(3) 达到汗出、潮红、花斑的现象,要求艾箱内的温度平均 43℃左右,持续 40 min 时间。

(五) 注意事项及意外情况处理

施灸后,皮肤多有红晕灼热感,不需处理,可自行消失。灸后如对表皮基底层以上的皮肤组织造成灼伤可发生水疱,水疱直径在 1 cm 以内,一般不需任何处理,待其自行吸收即可;如水疱较大,可用消毒针剪刺破或剪开泡皮放出水疱内容物,并剪去疱皮,暴露被破坏的基底层,局部用碘伏消毒,可外用抗生素药膏,外敷无菌干敷料,1~2 日更换 1 次,以防止感染,创面的无菌脓液不必清理,直至结痂自愈。灸泡皮肤可以在 5~8 日内结痂自动脱落,愈后一般不留瘢痕。

(六) 透灸技术的临床应用

透灸的温通透达力强,适用于治疗失眠、肩周炎、膝关节炎、腰椎间盘突出症、面瘫、哮喘、鼻炎、眩晕、偏瘫、痛经、腹泻、颈椎病等疾病。

• 案 刘某,女,66 岁。2016 年 11 月 17 日初诊。

主诉:不自主排尿 3 年余,加重 1 个月余。

病史:于 3 年前在咳嗽、打喷嚏等用力的情况下出现尿失禁,伴有尿频、尿急,腰部酸软不适,小腹坠胀感明显,遇劳则甚,兼见怕冷,四肢无力,肢体末梢发凉,待至夜间因小便次数增多而严重影响睡眠。曾服用中西药治疗(具体用药不详),效果不佳,近 1 个月症状明显加重,不自主排尿次数增多。刻症:精神差,恐大声讲话、咳嗽,偶有不自主排尿,腰膝酸软,小腹坠胀,四肢发凉,精神疲乏,舌淡苔薄白,脉细弱。尿常规检查显示无异常,尿细菌培养显示阴性。

诊断:老年性遗尿(气虚型)。

治法:益气补虚。患者取仰卧位,皮肤常规消毒,针刺关元、中极、气海穴,选用 0.30 mm×40 mm 毫针直刺 33 mm,行补法,将 6 段长约 3 cm 的艾条一端点燃后,均匀置于灸箱中固定,放于患者腹部,用滤布将灸箱顶部及周围覆盖,治疗 40 min 后,当患者自觉无热度时将其取下,每日 1 次,治疗 1 周后患者自诉小腹坠胀、小便频数减轻,遗尿次数减少;治疗 3 周后患者在咳嗽、打喷嚏时不自主排尿明显好转;治疗 6 周后自诉症状消失,随访半年未见复发。

■ 三、 温针透灸法治疗膝骨性关节炎技术

(一) 高希言对膝骨性关节炎的认识

膝骨性关节炎是由于风、寒、湿邪乘虚侵袭膝关节,阻滞经络气血,引起以膝关节疼痛、

肿胀、僵硬及活动受限等为主要特征的骨关节退行性病变,轻者可在活动时出现偶发性关节僵硬和间断性疼痛,重者表现为持续的严重膝痛和膝关节活动受限,更严重者则会出现跛行和膝关节不稳,最终可导致膝关节功能丧失,严重影响中老年患者的工作和生活。

本病多由肝肾亏虚,气血不足,风寒湿邪流注关节、闭阻经络所致。肾虚髓亏表现为膝关节疼痛隐隐、腰膝酸软、四肢乏力,俯仰转侧不利,伴头晕,耳鸣,舌质淡红苔薄白,脉细弱。风寒湿侵表现为膝关节疼痛、重着,遇寒则重,得热痛减,昼轻夜重,关节屈伸不利,呈游走性疼痛,舌淡苔白,脉浮或濡细。瘀血阻络表现为患者膝关节畸形,病程日久,活动不利,局部肿胀,疼痛拒按,痛点固定,舌质紫暗,脉涩。

膝骨性关节炎的发病与年龄、性别、肥胖、职业、遗传及关节负荷过度关系密切,是多因素共同作用的结果,以软骨退变、骨质增生、滑膜炎症水肿肥厚为主要病理改变。好发于中老年人群,女性患病率高于男性;农村患病率高于城市;体力劳动者发病率大于脑力劳动者,随着我国人口老龄化的到来,膝骨性关节炎的发病率也呈增长趋势。通过温针透灸可促使病情缓解。

(二) 温针透灸法治疗膝骨性关节炎技术简介

高氏在《肘后备急方》隔瓦甑灸的基础上,采用艾灸箱对针刺的穴位同时施灸,治疗部位的温度控制在 43℃左右可提高疗效。该方法安全性高,同时节省了人力。

本法灸穴多、施灸面积大、火力充足,可充分发挥针、灸的互补效应。对消肿止痛有良效,特点是安全性高,也可用于治疗膝关节积液、关节扭伤、关节疼痛等,疗效明显。

(三) 温针透灸法治疗膝骨性关节炎技术的操作

1. 器材准备

一次性无菌针灸针,直径 0.30 mm、长度 1.5 寸(40 mm),艾条、膝关节艾灸箱;打火机、棉签、碘伏、治疗盘等。

2. 操作步骤

(1) 体位:患者取仰卧位。

(2) 选取穴位:① 梁丘:在膝部,在髂前上棘与髌底外侧端的连线上,髌底外上缘上 2 寸。② 血海:在膝部,大腿内侧,髌底内侧端上 2 寸,当股四头肌内侧头的隆起处。③ 犊鼻:在膝部,髌韧带外侧凹陷中。④ 内膝眼:在膝部,髌韧带内侧凹陷处。⑤ 阳陵泉:在腓骨头前下方凹陷处。⑥ 阴陵泉:在小腿内侧,胫骨内侧踝后下方凹陷处。

(3) 消毒:医者选取腧穴,用碘伏消毒。针刺操作前医者洗手,并用免洗速干手消毒液进行双手消毒。

(4) 操作

1) 毫针:梁丘、血海直刺 1～1.5 寸,犊鼻从前外向后内斜刺 1 寸,内膝眼从前内向后外斜刺 1 寸,阳陵泉直刺 1～1.5 寸,阴陵泉直刺 1～1.5 寸,使局部有酸胀感,得气为度。

2) 透灸:① 点燃艾条:将 6 段长约 3 cm 艾条点燃后,分上下两排各放 3 段,均匀摆放于灸箱内,固定在灸箱网上,防止艾条滚动造成的热力不均。② 放置灸箱:灸箱平稳放置于施灸部位,将灸箱盖打开约 1 cm 的缝隙,使少量空气进入箱内助艾条燃烧。③ 烟雾滤布遮挡:用滤布覆盖灸箱顶部及箱体四周,防止烟雾溢出。以患者出现机体反应、温热感向病变部透达和传导,施灸部位皮肤出现潮红、花斑或汗出为度。④ 透灸时间:艾条燃烧完至患者无热感时取下灸箱,并取出针灸针,时间约 40 min。

每日治疗 1 次,5 日为 1 个疗程,每疗程间隔 2 日,连续治疗 4 个疗程。

3. 流程图

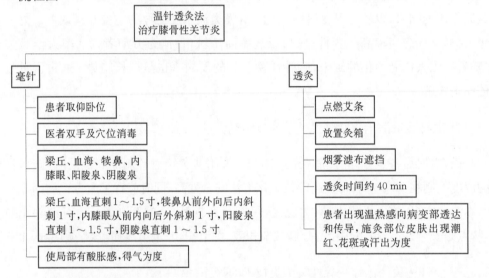

(四) 温针透灸法治疗膝骨性关节炎技术的关键技术环节

(1) 灸量要充足。

(2) 注意询问患者灸时反应,如患者是否出现舒适感、胀感、痒感或温热感的透达。

(3) 注意观察患者灸后反应,如施灸部位是否出现汗出、潮红或花斑。

(4) 如患者未出现以上机体反应,应考虑加大灸量或者医者是否熟练地掌握了温针透灸操作技术。

(五) 注意事项及意外情况处理

(1) 注意晕针、晕灸的发生。若发生此现象,应立即停止针灸,使患者头低位平卧,注意保暖,轻者一般休息片刻或饮温开水后即可恢复,重者可掐按水沟、内关、足三里即可恢复。

(2) 患者在精神紧张、大汗后、劳累后或饥饿时不适宜应用本法。

(3) 注意防止艾灰脱落烫伤皮肤或烧坏衣被。如有绒灰脱落在床上,应清扫干净,以免复燃而烧坏被褥等物品。

（4）治疗后，施灸部位的皮肤多有红白相间的花斑，不需处理，待治疗疗程结束后，可自行减退或消失。

（5）注意膝关节保暖，减轻膝关节的过度负荷。

（六）温针透灸法治疗膝骨性关节炎技术的临床应用

● **案 1** 某女，62 岁。2015 年 3 月 23 日初诊。

主诉：双膝关节疼痛 2 年，加重 15 日。

病史：2 年前因劳累、受寒出现双侧膝关节疼痛、怕冷，休息后缓解，1 个月前因抱孩子劳累后双侧膝关节出现持续性酸胀疼痛，触之发凉，遇热痛减，走路及上下楼梯时症状加重，经休息不能缓解，舌红苔白，两侧有红色的瘀斑，脉弦细。

辨证：患者因劳累、感受寒邪，导致气血运行不畅，寒凝血瘀。

治法：散寒止痛，温经活络。针刺梁丘、血海、犊鼻、内膝眼、阳陵泉、阴陵泉，使局部有酸胀感，得气为度，然后运用灸箱，透灸治疗 1 个疗程后，膝关节未再疼痛，嘱其继续治疗 1 个疗程，巩固疗效。6 个月后随访，该病未再复发。

● **案 2** 某女，86 岁。2014 年 12 月 15 日初诊。

主诉：双膝关节疼痛伴发热 1 个月。

病史：患者 1 个月前出现午后发热，并伴有心悸烦躁、口干咽燥、大便干结等症状，发热期间患者自觉双膝关节疼痛明显、肿胀，不能下地行走，屈伸困难，舌红少津，脉细数。

辨证：患者素体阴虚，又因低热导致膝关节产生炎性积液，出现肿胀、疼痛感。

治法：补益阴津，活血通络。针刺内膝眼、犊鼻、血海、梁丘、阴陵泉、三阴交、内庭、阿是穴，灸箱透灸法治疗，治疗 4 个疗程后，双膝关节疼痛感消失，无肿胀现象，可自行下地行走，其间未出现发热现象。2 个月后随访，未复发。

■ 四、三刺法治疗肩周炎技术

（一）高希言对肩周炎的认识

肩周炎是指肩周围软组织病变所引起的肩关节疼痛和功能活动障碍的病变，以肩部疼痛、活动受限为主要临床表现，中医学称为肩痹、肩凝症。人至 50 岁时，肝肾始亏，气血不足，筋骨失养，易受外邪侵袭，多数患者有肩部受寒史，寒邪入侵，阻滞经络可导致肩凝症。

高氏认为肩周炎患者的气血失调，有在卫、在血、在经的不同，辨经三刺技术可以做到精确定位，提高疗效。《素问·痹论篇》指出"痹，在于骨则重，在于脉则血凝而不流，在于筋则屈不伸，在于肉则不仁，在于皮则寒"，较全面地描述了"痹"在不同病位的临床表现。寒邪入侵人体后，随着邪气和人体正气的消长，病邪入侵的病位不同，故针刺的深浅也应不同。《素问·刺要论篇》言"病有浮沉，刺有深浅，各至其理，无过其道"，治疗肩周病应辨别病情轻重、病位深浅,根据辨证指导施针用灸。

(二) 三刺法治疗肩周炎技术简介

辨证论治是在中医学理论基础上形成的认识和诊治疾病的一种基本思想、原则,也是中医"治病必求于本"思想的体现。在治病时当注重辨证,应先辨病因、病位、病性,确定疾病的性质,再选择合适的治法有效地治疗疾病。《灵枢·寿夭刚柔》记载:"有刺营者,有刺卫者,有刺寒痹之留经者。""三刺法"是高氏在《内经》理论的指导下,提出的依病位在卫、在营和留经的不同,而选择三种不同治疗措施的治法。《灵枢·寿夭刚柔》提到"刺营者出血,刺卫者出气,刺寒痹者内热",说明在明确疾病的性质之后,有针对性地采用针刺、放血、温熨等手段来治疗疾病。外邪初犯卫表,病位较浅,可施针浅刺,配合火罐以宣泄卫表之邪;邪侵日久,由卫入营,应刺营祛瘀,使邪去正安;感邪日久,痹阻经络,应针刺合透灸法,使热力深透,温经逐痹。

本法根据病情轻重、病位深浅的不同,分别选用刺卫、刺营或温经逐痹等方法治疗,辨别病邪在卫分或营分,依病位的深浅和病变的属性辨经辨证施治,从而准确地指导针灸辨证施治的各个环节。

(三) 三刺法治疗肩周炎技术的操作

1. 器材准备

一次性无菌针灸针,直径 0.35 mm、长度 1 寸(25 mm)、1.5 寸(40 mm)两种规格;棉签、碘伏、治疗盘、采血针、镊子、锐器盒等。

2. 操作步骤

(1) 刺卫调气

1) 体位:患者取坐位。

2) 选取穴位:① 肩贞:肩关节后下方,腋后纹头直上 1 寸。② 肩髃:肩峰外侧缘前端与肱骨大结节两骨间凹陷中。③ 肩髎:肩峰角与肱骨大结节两骨间凹陷中。④ 阿是穴。

3) 消毒:医者选取腧穴,用碘伏消毒。针刺操作前医者洗手,并用免洗速干手消毒液进行双手消毒。

4) 操作:上述穴位平刺 1～1.5 寸,平补平泻,留针时嘱患者适当活动肩部,活动过程中若发现患处阿是穴的位置变化,则继续定位阿是穴针刺并留针 30 min。起针后拔罐治疗:用闪火法。

(2) 刺营通络

1) 体位:患者取坐位。

2) 选取穴位:① 肩前:肩前部,腋前纹头直上 1.5 寸。② 肩中:当后臂肱骨的外侧,去肩骨缝 2.5 寸。③ 肩髃:肩峰外侧缘前端与肱骨大结节两骨间凹陷中。④ 肩髎:肩峰角与肱骨大结节两骨间凹陷中。⑤ 肩贞：肩关节后下方,腋后纹头直上 1 寸。⑥ 阿是穴。

3）消毒：医者选取腧穴,用碘伏消毒。针刺操作前医者洗手,并用免洗速干手消毒液进行双手消毒。

4）操作：上述穴位平刺 1 寸,留针 30 min。起针后用刺络拔罐法放血治疗,局部皮肤消毒后,以采血针点刺在肩部阿是穴,并将气罐迅速吸拔在放血的部位。起罐后,用消毒干棉球擦净血迹。放血治疗隔日 1 次。

（3）透灸温经

1）体位：患者取俯卧位。

2）选取穴位：① 肩髃：肩峰外侧缘前端与肱骨大结节两骨间凹陷中。② 肩髎：肩峰角与肱骨大结节两骨间凹陷中。③ 天宗：肩胛冈中点与肩胛骨下角连线上 1/3 与下 2/3 交点凹陷中。④ 肩贞：肩关节后下方,腋后纹头直上 1 寸。⑤ 阿是穴。

3）消毒：医者选取腧穴,用碘伏消毒。针刺操作前医者洗手,并用免洗速干手消毒液进行双手消毒。

4）操作：肩贞平刺,其余穴位直刺进针 1 寸,平补平泻,留针 40 min。留针的同时将 6 段长约 30 mm 点燃的艾条,置于肩关节艾灸箱内,并将艾灸箱放于患者左肩部,温度控制在 43℃左右,灸 40 min,灸后皮肤潮红汗出,且有热感向深处透达至肩关节内部。

每日针刺治疗 1 次,5 日为 1 个疗程,每疗程间隔 2 日,连续治疗 3 个疗程。

3. 流程图

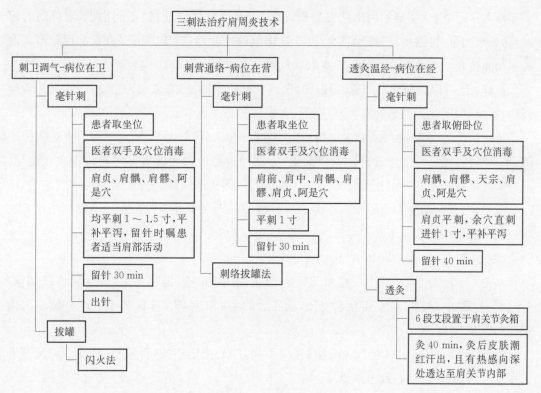

(四) 三刺法治疗肩周炎技术的关键技术环节

(1) 针刺前应仔细辨证,辨别病位深浅,根据证型选择刺法。

(2) 得气程度要合理掌握,以持续而和缓的得气为宜,针感不宜太强,也不能太弱。

(五) 注意事项及意外情况处理

(1) 放血针具必须严格消毒,防止感染。刺络放血时应注意进针不宜过深,创口不宜过大,以免损伤其他组织。

(2) 因施灸时要暴露部分体表部位,在冬季要注意保暖,在夏天高温时要预防中暑,注意室内及时换气。

(3) 极度疲劳和过饥、过饱、酒醉、大汗淋漓、情绪不稳,或妇女经期忌灸。

(4) 刺络放血后可能出现局部皮下出血,不必处理,1 周左右可自行消散。

(5) 如果灸后出现水疱,灸疱小则任其自然吸收为宜,若大则需用针挑破,使疱里面的液体流出,一般不需要做消炎处理,可继续施灸,以提高疗效。灸疱一般在 1～3 日会结痂。

(6) 灸后如果出现口干、咽干等症状,可服用适量温开水。

(六) 三刺法治疗肩周炎技术的临床应用

● 案 1 某女,73 岁。2016 年 5 月 17 日初诊。

病史:1 周前无明显诱因出现右肩部疼痛,尤其以肩后侧较甚,不能抬举,肩部时有窜痛、遇风寒加重、得温则减、畏风恶寒,近 3 日加重遂来就诊,舌淡、舌苔薄白,脉浮弦滑。右肩部功能检查:前屈活动度 30°、后伸 15°、外展 30°、外展旋外 30°、内旋 30°。

辨证:患者以肩痛遇寒加重、得温痛减、疼痛部位不固定、恶风寒为主要症状,又见舌淡苔白,脉浮,说明此为初感外邪,病位在卫、在表。

治法:通调经气,滑利关节。选用肩贞、肩髃、肩井、肩髎、天宗、阿是穴等。上述穴位平刺、平补平泻,留针时嘱患者自主做肩部活动,活动过程中患者诉肩部疼痛位置也在变化,在肩部继续找阿是穴针刺并留针 30 min。起针后用闪火法拔罐。首次治疗后疼痛减轻,治疗 2 次后,右肩活动度为前屈 45°、后伸 30°、外展 60°、外展旋外 60°、内旋 45°,继续治疗 5 次后肩关节活动功能恢复正常。

● 案 2 某女,48 岁。2016 年 10 月 10 日初诊。

病史:2 个月前因受凉出现左肩部疼痛、不能抬举,怕冷,遇寒加重,近 1 周疼痛加重,舌暗红、苔薄黄,脉涩。左肩部活动受限,前屈活动度 15°、后伸度 10°、外展 30°、外旋 15°、内旋 30°、上举 90°。

辨证:寒邪侵袭日久,使气血受阻、经络不通,痛处固定拒按,舌紫暗,脉涩。可见寒邪已侵入营病邪由卫入营,致血液凝滞。

治法：舒筋活血，滑利关节。选用肩前、肩中、肩髃、肩髎、肩贞、阿是穴。平刺 25 mm，留针 30 min 后起针。局部常规消毒后，以采血针点刺肩部阿是穴，将火罐迅速吸拔在放血部位。起罐后用消毒干棉球擦净血迹，放血治疗隔日 1 次。治疗 3 次后诉肩部疼痛减轻，活动受限改善。左肩活动度：前屈 60°、后伸 30°、外展 60°、外旋 30°、内旋 80°、上举 150°。治疗 7 次后患肩疼痛基本消失，肩关节活动度基本恢复正常。继治 5 次以巩固疗效，关节活动度恢复。1 周后回访未反复。

● 案 3　某男，53 岁。2016 年 6 月 6 日初诊。

病史：10 个月前因贪凉，久坐空调房间，致肩部畏寒喜暖、疼痛。近 2 个月肩部活动明显受限，遂来就诊。舌质暗，苔白，脉弦。查：左肩部前屈 30°、后伸 15°、外展 30°、外旋 15°、内旋 45°、上举 120°。

辨证：患者肩部受寒导致肩凝症，迁延不愈，局部气血运行不畅，发为寒痹。

治法：温经逐痹，活血止痛。选用肩前、肩髃、肩髎、肩贞、阿是穴。肩贞平刺，其余穴位直刺进针 25 mm，平补平泻，留针 40 min；将 6 段长约 30 mm 的艾条点燃，置于肩关节艾灸箱内，留针时将艾灸箱置于左肩部，温度控制在约 43℃，灸 40 min，灸后皮肤潮红汗出，有热感向深处透至肩关节内部。针刺、透灸治疗 5 次后，畏寒减轻。治疗 10 次后左肩活动度：前屈 90°、后伸 30°、外展 80°、外旋 30°、内旋 80°、上举 180°，患肩的症状、功能活动改善。

第三节 · 练习与考核

■ 一、调卫健脑针法治疗失眠症技术

（一）实训操作评分标准

姓名：　　　　　　　　　年级专业：　　　　　　　　　　　学号：

项　目	操作技术要求	分　值	得　分	备　注
人文素质	着装整齐，干净卫生，仪态得体，关爱受针者	5		
无菌观念	施术前后双手消毒，穴位消毒一穴两签，消毒顺序和范围不小于 5 cm² ，消毒后物品摆放顺序、方法、位置正确	10		
毫针操作	1. 选择合适体位	5		
	2. 准确选取百会、四神聪、申脉、照海穴位	10		
	3. 操作者平心静气，全神贯注，并获得受针者的配合；操作者正确持针，刺入时角度得当，快速进针	10		
	4. 针刺角度、深度合适，及时询问患者是否有得气感，是否有不适感	10		
	5. 捻转手法行针 1 min，局部产生酸胀感	10		
	6. 出针时棉球按压穴旁皮肤，刺手捏持针柄，将针缓慢退至皮下，快速出皮肤，按压针孔	5		
	7. 医疗垃圾处理正确	5		

(续表)

项 目	操作技术要求	分 值	得 分	备 注
耳穴操作	1. 耳穴神门、缘中选穴正确	10		
	2. 贴压方向正确,耳部有发红、发胀为度,嘱咐患者按压	10		
整体质量	关注患者舒适;与患者交流用语规范、自然、针对性强;操作流程熟练;动作敏捷迅速、连贯、正确	10		
合 计		100		

(二) 思考与练习

(1) 调卫健脑针法治疗失眠症技术组穴中,哪些穴的作用是"调卫",哪些穴的作用"健脑"?

(2) 通过实践体会不同证型失眠的针感差异。

▓ 二、透灸临床操作技术

(一) 实训操作评分标准

姓名: 年级专业: 学号:

项 目	操作技术要求	分 值	得 分	备 注
人文素质	着装整齐,干净卫生,仪态得体,关爱受试者	10		
无菌观念	施术前后双手消毒,消毒后物品摆放顺序、方法、位置正确	10		
透灸操作	1. 选择合适体位	10		
	2. 将艾段均匀放置灸箱,固定在灸箱上,调节灸盖,将滤布四周包严,施灸操作时熟练、正确,调整施灸温度	10		
	3. 操作者平心静气,全神贯注,并获得患者的配合,注意询问受试者施灸时的感受及施灸温度	10		
	4. 掌握透灸的灸感要求,灸斑的临床意义	10		
	5. 未燃尽艾条的处理、灸箱、盖布等物品的摆放归位	10		
	6. 在施术前及施术后患者体位改变时,给予适当的辅助	10		
灸感	能够根据灸后产生的反应来把握灸量	10		
整体质量	关注患者舒适;与患者交流用语规范、自然、针对性强;操作流程熟练;动作敏捷迅速、连贯、正确	10		
合 计		100		

(二) 思考与练习

(1) 对皮肤温度感觉障碍的患者,如何避免烫伤?

(2) 重灸与透灸的不同?

■ 三、 温针透灸法治疗膝骨性关节炎技术

（一）实训操作评分标准

姓名：　　　　　　　　年级专业：　　　　　　　　学号：

项　目	操作技术要求	分　值	得　分	备　注
人文素质	着装整齐，干净卫生，仪态得体，关爱受针者	5		
无菌观念	施术前后双手消毒，穴位消毒一穴两签，消毒顺序和范围不小于5 cm²，消毒后物品摆放顺序、方法、位置正确	10		
毫针操作	1. 选择合适体位	5		
	2. 准确选取梁丘、血海、犊鼻、内膝眼、阳陵泉、阴陵泉穴位	10		
	3. 操作者平心静气，全神贯注，并获得受针者的配合；操作者正确持针，刺入时角度得当，快速进针	10		
	4. 针刺角度、深度合适，及时询问患者是否有得气感，是否有不适感	10		
	5. 出针时棉球按压穴旁皮肤，刺手捏持针柄，将针缓慢退至皮下，快速出皮肤，按压针孔	5		
透灸操作	1. 将艾段均匀放置灸箱，固定在灸箱上，调节灸盖，将滤布四周包严，施灸操作时熟练、正确，调整施灸温度	10		
	2. 操作者平心静气，全神贯注，并获得患者的配合，注意询问受试者施灸时的感受及施灸温度	10		
	3. 掌握透灸的灸感要求，灸斑的临床意义	10		
	4. 未燃尽艾条的处理、灸箱、盖布等物品的摆放归位；医疗垃圾处理正确	5		
整体质量	关注患者舒适；与患者交流用语规范、自然、针对性强；操作流程熟练；动作敏捷迅速、连贯、正确	10		
合　计		100		

（二）思考与练习

（1）何为温针透灸法治疗膝骨性关节炎技术？

（2）通过实践观察体会施术部位出现的潮红、汗出、花斑等机体反应，思考透灸花斑形成的原因。

■ 四、 三刺法治疗肩周炎技术

（一）实训操作评分标准

姓名：　　　　　　　　年级专业：　　　　　　　　学号：

项　目	操作技术要求	分　值	得　分	备　注
人文素质	着装整齐，干净卫生，仪态得体，关爱受针者	5		
无菌观念	施术前后双手消毒，穴位消毒一穴两签，消毒顺序和范围不小于5 cm²，消毒后物品摆放顺序、方法、位置正确	10		

（续表）

项　目	操作技术要求	分　值	得　分	备　注
毫针操作	1. 可以根据病位特点辨证选取不同刺法,掌握三刺法的步骤	10		
	2. 准确选取肩贞、肩髃、肩髎等穴位	10		
	3. 操作者平心静气,全神贯注,并获得受针者的配合;操作者正确持针,刺入时角度得当,快速进针	10		
	4. 针刺角度、深度合适,及时询问患者是否有得气感,是否有不适感	10		
	5. 出针时棉球按压穴旁皮肤,刺手捏持针柄,将针缓慢退至皮下,快速出皮肤,按压针孔	5		
	6. 医疗垃圾处理正确	5		
其他操作	1. 闪火法:充分暴露施术部位,罐吸拔牢固,留罐后及时熄灭火,注意观察罐内情况,掌握拔罐时间,正确起罐	5		
	2. 刺络放血法:手持三棱针或采血针等,持针正确,疾入疾出,迅速拔罐,注意观察罐内出血情况	10		
	3. 艾段放置均匀,施灸操作时熟练、正确,调整施灸温度,掌握透灸的灸感要求,灸斑的临床意义	10		
整体质量	关注患者舒适;与患者交流用语规范、自然、针对性强;操作流程熟练;动作敏捷迅速、连贯、正确	10		
合　计		100		

（二）思考与练习

（1）试述三刺法治疗肩周炎技术中,"刺营""刺卫""刺寒痹"如何操作?

（2）通过实践体会不同证型肩周炎的针感差异。

本书配套数字教学资源

微信扫描二维码,加入中原医家针
灸特色技术读者交流圈,获取配套
教学视频资料,夯实基础知识

第六章
王民集

第一节 · 学术思想概要

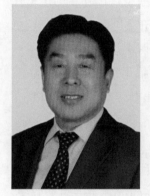

王民集,河南中医药大学教授,河南中医药大学第三附属医院主任中医师,中医世家,师从于河南邵氏针灸流派创始人邵经明教授。从事临床、科研和教学工作40余年,一直从事中医针灸教学、临床和科研工作,专长中医针灸,具有丰富的临床经验和坚实的理论基础,临床上辨证准确,针灸处方灵活实用,疗效卓著。临床上擅长针药并用治疗各科疑难杂症,尤其对小儿脑瘫、乳腺病、中风偏瘫、面瘫、哮喘、风湿、类风湿、胆石症等疾病有丰富的经验和独特见解。

两穴五针法治疗小儿脑瘫是王氏在总结前人治疗经验的基础上,以中医基本理论为指导,并结合自身丰富的临床经验提出的一套完整的临床治疗小儿脑瘫的方法。该法通过刺激头部和躯体的特定穴位,来激发经络本身的功能,以达到疏通经络、调理气血、防治疾病的目的。背俞穴刺络放血治疗乳癖(乳腺增生)是王氏在临床上运用又一效果显著的技术,他根据历代医家的学术思想,结合自己多年的临床辨证经验,认为乳腺增生病的病因病机为情志不遂,以致肝气郁结,肝郁乘脾,脾失健运,则水道不利,痰从中生,火炼痰凝为癖。点刺放血既可疏肝理气通络,又可活血化瘀散结,达到"通则不痛"之效。"点刺肝俞、膏肓为主治疗肝郁痰凝型乳腺增生病多中心临床评价"项目成功申报的国家中医药管理局资助项目,于2007年3月顺利通过国家中医药管理局验收。

王氏培养多名硕士研究生以及带教外国留学生200余人。在国家级及省级学术刊物发表学术论文60余篇,其中《耳穴染色诊断冠心病的实验观察》获1987年度河南省医学会优秀论文奖。《邵经明运用背俞穴的经验体会》获1997年度黄河中医药成果奖二等奖。主编

《支气管哮喘的中西医诊断与治疗》《中西医药临床便览·神经疾病分册》《中西医药临床便览·针灸、针刀与推拿分册》《颈肩腰腿痛自然疗法》《鲁氏腹部推拿疗法》《经络腧穴学》和《中国针灸全书》（"十二五"国家重点图书出版规划项目）等10余部学术著作。主持"耳尖穴点刺放血对青光眼患者眼压及房水流畅系数影响的研究"获1997年度河南省中医管理局科技进步奖二等奖；"多媒体课件在针灸学教学中的应用"获2002年度河南省教育厅科学研究优秀成果奖一等奖。"愈骨丹治疗股骨头缺血性坏死的临床实验研究""针灸对化疗后骨髓造血微环境作用的实验研究"两项课题，分别被评为2004年度河南省中医科技成果奖二等奖。"头针与耳针"多媒体教学课件，获2009年度河南省高等教育省级教学成果奖一等奖。

第二节·针灸特色技术

一、两穴五针法治疗脑性瘫痪技术

（一）王民集对脑性瘫痪的认识

脑性瘫痪是指脑损伤所致的非进行性中枢性运动功能障碍，是一组持续存在的中枢性运动和发育障碍、活动受限综合征。归属于中医学"五迟""五软""五硬""胎怯"的范畴，王氏认为本病多因先天不足，肝肾亏损，或后天失养，气血虚弱所致。西医学认为主要由围产期和出生前各种原因引起的颅内缺氧、出血等所致，如母孕期感染、胎儿窘迫、新生儿窒息、早产、脑血管疾病或全身出血性疾病等。脑性瘫痪的运动障碍常伴有感觉、知觉、认识、交流和行为障碍，以及癫痫和继发性肌肉骨骼问题。

脑性瘫痪为难治之病，临床治疗常中西医多种方法结合运用。西医疗法包括康复、药物、生物、手术等，中医疗法包括针刺、按摩、点穴、药物、食疗等，应根据患儿的体质、年龄、病情及疾病所处的不同阶段而采用适宜的治疗方法。辨证施治是中医学的精髓，指导针灸临床，应根据患儿具体情况而采用不同的针刺处方和手法。由于脑性瘫痪属于顽疾，治疗周期较长，起效较慢，而目前治疗脑性瘫痪尚无行之有效的方法，给家庭和社会带来了沉重的经济负担。因此，寻求一种安全、有效、无毒副作用的治疗脑性瘫痪的方法，就显得非常迫切和必要。

（二）两穴五针法治疗脑性瘫痪技术简介

目前国内外治疗脑性瘫痪主要是多种方法的综合运用，而两穴五针法是王氏多年来治疗脑病方面的一种有效、安全的技术操作规范。脑性瘫痪病灶在脑，《灵枢》曰"脑为髓之海""气在头者，止之于脑"。百会为督脉经穴，四神聪中前后两穴也位于督脉经上，督脉为"阳脉之海"，能通调十二经及全身的阳气，且督脉贯脊入脑，与脑髓、脊髓密切相关，而大脑又称"元神之府"，是精神活动中枢所在，因此，刺百会、四神聪不仅起到充实髓海、健脑开窍、益智之效，而且可以引血上行，濡养清窍，以补脑，安神定志。随症配神庭、本神和头针运动区、足运感区、晕听区、语言区、平衡区等；四肢部可取曲池、手三里、外关、合谷、足三里、阳陵泉、悬钟、解溪、太冲、三阴交、环跳、秩边、委中、承山、昆仑；腰部可取督脉经穴和膀胱经的肾俞、大肠俞、膀胱俞等穴，以疏通经络，补肾荣脑，养心益智。诸穴合用，从而达到"血脉和利，精神乃居"的效果。

（三）两穴五针法治疗脑性瘫痪技术的操作

1. 器材准备

一次性无菌针灸针，直径 0.3 mm，长度 0.5 寸（13 mm）、1 寸（25 mm）两种规格；棉签、75%乙醇、碘伏、医用盘、锐器盒等。

2. 操作步骤

（1）体位：头针患者取包坐位，体针患者取俯卧位及仰卧位。

（2）选取穴位

1）头部留针穴：① 百会：头部，当前发际正中直上 5 寸，或于两耳尖连线的中点定穴。② 四神聪：四神聪穴在头顶部，当百会前后左右各旁开 1 寸，共 4 穴。③ 神庭：在头部，当前发际正中直上 0.5 寸。④ 本神：位于前发际上 0.5 寸，神庭穴旁开 3 寸，神庭穴与头维穴连线的内 2/3 与外 1/3 的交点处。⑤ 头针运动区：上点在前后正中线的中点向后移 0.5 cm 处，下点在眉枕线和鬓角发际前缘相交处。⑥ 足运感区：位于前后正中线的中点旁开左右各 1 cm。⑦ 晕听区：位于耳尖直上 1.5 cm 处，向前、后各引 2 cm 的水平线（共 4 cm）。⑧ 言语二区：相当于大脑顶叶的角回部。以顶骨结节下方 2 cm 处为起点，向后引平行于前后正中线的 3 cm 长的直线。⑨ 言语三区：晕听区中向后引 4 cm 长的水平线。⑩ 平衡区：枕外粗隆顶端的水平线上，旁开枕外粗隆顶点 3.5 cm，向下引平行于前后正中线的 4 cm 长的直线。⑪ 脑户：在头部，后发际正中直上 2.5 寸，风府上 1.5 寸，枕外隆凸的上缘凹陷处。⑫ 脑空：位于枕外隆凸的上缘外侧，头正中线旁开 2.25 寸，平脑户穴。⑬ 哑门：在项部，当后发际正中直上 0.5 寸，第 1 颈椎下。⑭ 廉泉：位于人体的颈部，当前正中线上，结喉上方，舌骨上缘凹陷处。在颈部正中线与喉结正上方横皱纹交叉处。

2）体针速刺穴：① 大椎：在后正中线上，第 7 颈椎棘突下凹陷中。② 陶道：在背部，当后正中线上，第 1 胸椎棘突下凹陷中。③ 身柱：在背部，当后正中线上，第 3 胸椎棘突下凹陷中。④ 神道：在背部，当后正中线上，第 5 胸椎棘突下凹陷中。⑤ 灵台：在背部，当后正中线上，第 6 胸椎棘突下凹陷中。⑥ 至阳：在背部，当后正中线上，第 7 胸椎棘突下凹陷中。⑦ 筋缩：在背部，当后正中线上，第 9 胸椎棘突下凹陷中。⑧ 中枢：在背部，当后正中线上，第 10 胸椎棘突下凹陷中。⑨ 脊中：在背部，当后正中线上，第 11 胸椎棘突下凹陷中。⑩ 悬枢：在腰部，当后正中线上，第 1 腰椎棘突下凹陷中。⑪ 命门：在腰部，当后正中线上，第 2 腰椎棘突下凹陷中。⑫ 腰阳关：在腰部，当后正中线上，第 4 腰椎棘突下凹陷中。⑬ 华佗夹脊穴：在背腰部，当第 1 胸椎至第 5 腰椎棘突下两侧，后正中线旁开 0.5 寸，一侧

17 个穴位。⑭ 环跳：在股外侧部，侧卧屈股，当股骨大转子最凸点与骶管裂孔连线的外 1/3 与内 2/3 交点处。⑮ 秩边：在臀部，横平第 4 骶后孔，骶正中嵴旁开 3 寸。⑯ 殷门：在大腿后面，承扶穴与委中穴连线上，承扶穴下 6 寸。⑰ 委中：在膝后区，腘横纹中点，当股二头肌肌腱与半腱肌肌腱的中点。⑱ 承山：在小腿后面正中，委中与昆仑之间，当伸直小腿或足跟上提时，腓肠肌肌腹下出现尖角凹陷处。⑲ 昆仑：在外踝后方，当外踝尖与跟腱之间凹陷处。⑳ 肩髃：在肩部，三角肌上，肩外展或向前平伸时，当肩峰前下方凹陷处。㉑ 肩髎：在肩部，肩髃后方，当肩外展时，于肩峰后下方呈现凹陷处。㉒ 臂臑：在曲池与肩髃连线上，曲池上 7 寸，自然垂臂时在臂外侧，三角肌止点处。㉓ 臑会：在臂外侧，当肘尖与肩髎的连线上，肩髎下 3 寸，三角肌的后下缘。㉔ 髀关：在大腿前面，当髂前上棘与髌底外侧端连线上，屈髋时，平会阴，居缝匠肌外侧凹陷处。㉕ 伏兔：在大腿前面，当髂前上棘与髌底外侧端连线上，髌底上 6 寸。㉖ 血海：在大腿内侧，髌底内侧端上 2 寸，当股四头肌内侧头隆起处。㉗ 梁丘：在大腿前面，当髂前上棘与髌底外侧端的连线上，髌底上 2 寸。

3）体穴留针穴：① 攒竹：在面部，当眉头凹陷中，眶上切迹处。② 鱼腰：在额部，瞳孔直上，眉毛中。③ 丝竹空：在面部，当眉梢凹陷处。④ 瞳子髎：在面部，目外眦旁，当眶外侧缘处。⑤ 足三里：在小腿前外侧，当犊鼻穴下 3 寸，距胫骨前缘一横指（中指）。⑥ 阳陵泉：在小腿外侧，当腓骨头前下方凹陷处。⑦ 悬钟：在小腿外侧，外踝尖上 3 寸，腓骨前缘。⑧ 解溪：在踝区，踝关节前面中央凹陷处，当拇长伸肌腱与趾长伸肌腱之间。⑨ 丘墟：在足外踝前下方，当趾长伸肌腱外侧凹陷处。⑩ 太冲：在足背，第 1、第 2 跖骨间，跖骨底结合部前方凹陷中，或触及动脉搏动。⑪ 肝俞：在背部，第 9 胸椎棘突下，后正中线旁开 1.5 寸。⑫ 肾俞：在腰部，第 2 腰椎棘突下，后正中线旁开 1.5 寸。⑬ 脾俞：在背部，第 11 胸椎棘突下，后正中线旁开 1.5 寸。⑭ 腰奇：在骶部，当尾骨端直上 2 寸，骶角之间凹陷中。

（3）消毒：医者选取腧穴，用 75％乙醇或碘伏消毒。针刺操作前医者洗手，并用免洗速干手消毒液进行双手消毒。

（4）操作

1）头部留针穴：均选取 1 寸毫针，百会、四神聪、神庭、本神、足运感区、晕听区针尖向后平刺 0.6～0.8 寸，头针运动区分别向两侧前下方采用接力平刺 0.6～0.8 寸，脑户、脑空、言语二区、平衡区针尖向下平刺 0.6～0.8 寸，言语三区针尖向后平刺 1～1.2 寸，哑门针尖向下颌方向缓慢刺入 0.5～0.6 寸，廉泉针尖向舌根方向斜刺 0.6～0.8 寸，头部穴位留针时间 60 min，每隔 15 min 行针 1 次。

2）体针速刺穴：体针速刺穴用 1 寸毫针，点刺 0.5～0.6 寸，不留针。

3）体穴留针穴：攒竹选用 1 寸毫针，针尖向左右两侧，透刺鱼腰 0.6～0.8 寸；丝竹空、瞳子髎选 1 寸毫针，针尖向外平刺 0.5～0.6 寸；足三里、阳陵泉、悬钟、解溪、丘墟、太冲直刺 0.6～0.8 寸，肝俞、肾俞、脾俞选 0.5 寸毫针均向脊柱方向斜刺 0.3～0.5 寸，腰奇选 1 寸毫针，向上平刺 0.8～1 寸。留针 30 min，每隔 10 min 行针 1 次，行针时采用提插捻转手法。

对合并癫痫、肌张力高的患儿,体穴采用静留针法,不行针。

每日针刺1次,10日为1个疗程,每疗程间隔2~3日。

3. 流程图

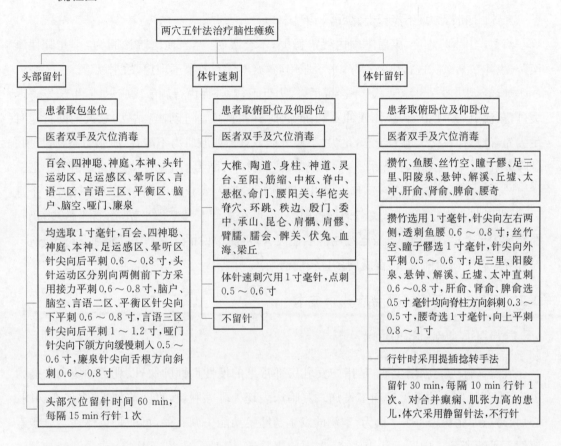

(四) 两穴五针法治疗脑性瘫痪技术的关键技术环节

(1) 针灸治疗时间宜选择白天(上下午均可)。

(2) 针刺得气程度要合理掌握,以得气为度,针感不宜过强。

(五) 注意事项及意外情况处理

(1) 施针时让患儿家长配合,取合适的体位,情绪平稳。

(2) 施针时患儿局部有感染、溃疡、瘢痕、肿瘤者禁用。

(3) 对合并癫痫、惊厥症的患儿慎用,并注意观察。

(4) 在操作过程中如出现惊厥、抽搐、面色苍白、出冷汗,甚至发生四肢厥逆、神志昏迷、二便失禁,立即停止治疗,使患者平卧,头部稍低,松开衣领,轻者饮白开水,片刻恢复,重者针刺水沟、百会、内关等穴即可苏醒,必要时采取其他急救措施,医师详细记录。

(5) 施针时做好预防工作,家长给患儿做好解释工作,消除顾虑,选好体位。

（六）两穴五针法治疗脑性瘫痪技术的临床应用

● **案** 某女,3 岁。2016 年 5 月 17 日初诊。

主诉：四肢无力、不能行走、少语 3 年。

病史：出生时难产,生后 1 周内哭声微弱,不会吸吮,经当地医院诊断为"小儿脑性瘫痪"。患儿在某医院进行康复治疗,平素服用药物(不详),效果不理想,故来就诊。

辨证：患儿头发生长迟缓,不会说话,智力低下,对外界声音刺激反应迟钝,生长发育迟缓,口角流涎,颈项歪斜,肢体屈伸不利,抱起时有僵直感,不能独自站立,家人辅助行走时足尖先着地,存在交叉剪刀步态,足尖、下肢外展。查体四肢肌力不配合,肌张力高,腱反射、踝阵挛阳性。面色无华,目光呆滞,舌质淡嫩,脉细弱。诊断为小儿脑性瘫痪,证属肝肾不足。

治法：按上述方法治疗,每日 1 次,10 日为 1 个疗程,每疗程间隔 2～3 日。治疗 1 个月后,上下肢肌张力较前减低,关节僵硬较前改善,可在扶持下脚掌放平站立,行走数步,仍存在轻度尖足。3 个月后神志及运动功能明显改善,可简单说话。5 个月后能独立行走数步,对外界声音刺激较前灵敏,言语增多且较前清晰。

■ 二、背俞穴刺络拔罐治疗乳癖技术

（一）王民集对乳癖的认识

乳癖又称为乳腺增生病,是指妇女乳房部常见的慢性良性肿块,以乳房肿块和胀痛为主症,为育龄妇女的常见病和多发病。其临床表现为乳腺肿块,月经前加重,多伴有胸闷、心烦、易怒等症状。西医学认为,本病的发生与卵巢功能失调有关,可能是黄体素与雄激素比例不平衡所致。中医学认为,本病多因情志不遂、忧郁不解、久郁伤肝,或受到精神刺激导致肝气郁结,气机瘀滞,蕴结于乳房胃络,乳络经脉阻塞不通,继则引起乳房疼痛,肝气郁久化热,热煎津液为痰,气郁痰凝,血液瘀滞,形成乳房肿块。《外科正宗》曰:"忧郁伤肝,思虑伤脾,积想在心,所愿不得志者,致经络痞塞,聚结成核,初如豆大,渐若棋子。"阐明了该病的病因和病机。乳房为足阳明胃经所过,乳头为足厥阴肝经所属,其病多由忧郁伤肝、饮食不节、思虑伤脾、内生痰湿,导致气郁痰凝、肝失条达、肝气郁滞、气不行血,酿成气滞血瘀。故乳腺增生的发生,究其病因不外是气滞、血瘀、痰凝,使经络气血郁阻、聚结成核所致。背俞穴刺络拔罐治疗乳癖技术是王氏在总结出的一种有效、安全、经济的操作规范。

（二）背俞穴刺络拔罐治疗乳癖技术简介

据统计中青年妇女发病率可达 50% 以上,并呈逐年增多趋势,近年来对乳腺增生病的研究已越来越为人们所重视,在近 10 余年的工作中王氏应用点刺肝俞、膏肓治疗乳腺增生病千余例,均取得了令人满意的疗效,尤其对肝郁痰凝证患者,治愈率可达 52%,有效率达 98.7%。

肝俞是膀胱经穴,位于背部,为肝脏经气汇聚之处;膏肓位于背部足太阳膀胱经上,前应于乳房;二穴点刺放血既可疏肝理气通络,又可活血化瘀散结。乳房胀痛配臂中,该穴为经外奇穴但位于手厥阴心包经上,其经"循胸出胁""历经三焦"经过病位,善调气机,为治疗乳腺病的经验有效穴。痰盛者配丰隆,该穴属足阳明胃经络穴,胃经经脉过乳房,且该穴又具健脾化湿祛痰之功,乃临床化痰之要穴,诸穴合用,能疏肝解郁、理气通络、化痰祛瘀、散结止痛,对治疗肝郁痰凝型乳腺增生病有很好疗效。

(三) 背俞穴刺络拔罐治疗乳癖技术的操作

1. 器材准备

一次性无菌针灸针,直径 0.35 mm,长度 0.5 寸(13 mm)、1 寸(25 mm)两种规格,一次性采血针;棉签、碘伏、95％乙醇、75％乙醇、治疗盘、止血摄、锐器盒等。

2. 操作步骤

(1) 体位:患者取俯卧位。

(2) 选取穴位:① 肝俞:位于背部第 9 胸椎棘突下,后正中线旁开 1.5 寸。② 膏肓:位于背部第 4 胸椎棘突下,后正中线旁开 3 寸。③ 臂中:位于肘横纹至腕横纹连线中点,桡侧腕屈肌腱与掌长肌腱之间。④ 丰隆:在小腿外侧,外踝上 8 寸,胫骨前肌的外缘。

(3) 消毒:医者选取腧穴,用 75％乙醇或碘伏消毒。针刺操作前医者洗手,并用免洗速干手消毒液进行双手消毒。

(4) 操作:肝俞(双)、膏肓(双)选用一次性采血针点刺 0.1～0.2 寸,随即用中号火罐,在该穴处用闪火法拔罐 10 min,起罐后,擦去血液,常规消毒处理。患者取仰卧位,臂中穴选用 1 寸毫针直刺 0.6～0.8 寸,丰隆穴选用 1.5 寸毫针,直刺 1～1.2 寸,行提插捻转泻法 6 次,使患者产生酸沉胀感。留针 30 min,每隔 10 min 行针 1 次。出针后,立即用消毒干棉球按压针孔。乳房胀痛者配臂中,痰盛者配丰隆。

隔日治疗 1 次,10 次为 1 个疗程,每疗程间隔 3～5 日,连续治疗 2 个疗程。

3. 流程图

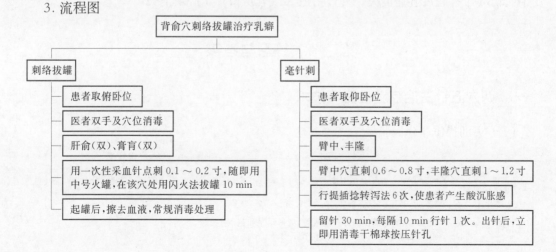

（四）背俞穴刺络拔罐治疗乳癖技术的关键技术环节

（1）针刺治疗时间选择上午、下午均可。

（2）医者穴位选取要准确，针刺、刺血拔罐力度要掌握适当。肝俞、膏肓二穴点刺后随即拔罐；臂中、丰隆针刺后行提插捻转泻法6次，使患者产生酸沉胀感。

（五）注意事项及意外情况处理

（1）治疗时让患者必须取合适的体位，情绪平稳。

（2）根据不同部位，上肢穴位避开血管和神经，背部俞穴点刺深度在0.1～0.2寸，以免造成不良后果。

（3）有心脏病、脑血管病意外病史者，治疗时要慎重，并注意观察。

（4）在操作过程中如出现晕针，表现为面色苍白、头晕目眩、心慌气短、出冷汗，甚至发生四肢厥冷、神志昏迷、二便失禁，立即停止治疗，使患者平卧，头部稍低，松开衣领，轻者饮白开水，片刻恢复；重者针刺水沟、涌泉、百会、内关穴即苏醒，必要时采取其他急救措施。

（5）施针做好预防工作，消除患者顾虑，对饥饿和极度疲劳的患者待其恢复后再行操作。

（六）背俞穴刺络拔罐治疗乳癖技术的临床应用

● **案** 某女，33岁，工人，已婚。2017年9月5日初诊。

主诉：右乳胀痛3个月。

病史：3个月前患者始感右乳呈阵发性胀痛，多在经前、劳累或生气后加重，可扪及肿块。善郁易怒，失眠多梦，心烦口苦，舌暗，苔薄黄，脉弦数。经钼钯X线检查，诊断为乳腺增生。

辨证：乳癖（肝郁痰凝型）。

治法：疏肝解郁，化痰散结。点刺肝俞、膏肓为主治疗1个疗程后，乳痛明显减轻，肿块变小变软，3个疗程后乳痛消失。复查钼钯X线乳房摄片示肿块消失。

第三节 · 练习与考核

■ 一、两穴五针法治疗脑性瘫痪技术

（一）实训操作评分标准

姓名：　　　　　　　　　年级专业：　　　　　　　　　学号：

项　目	操作技术要求	分　值	得　分	备　注
人文素质	着装整齐，干净卫生，仪态得体，关爱受针者	10		
无菌观念	施术前后双手消毒，穴位消毒一穴两签，消毒顺序和范围不小于5 cm²，消毒后物品摆放顺序、方法、位置正确	10		

（续表）

项 目	操作技术要求	分 值	得 分	备 注
毫针操作	1. 选择合适体位	10		
	2. 准确选取肝俞(双)、膏肓(双)	10		
	3. 体针速刺选取大椎、陶道、身柱、神道、灵台、至阳、筋缩、中枢、脊中、悬枢、命门、腰阳关、华佗夹脊穴、环跳、秩边、殷门、委中、承山、昆仑、肩髃、肩髎、臂臑、臑会、髀关、伏兔、血海、梁丘	10		
	4. 体针留针选取攒竹、鱼腰、丝竹空、瞳子髎、足三里、阳陵泉、悬钟、解溪、丘墟、太冲、肝俞、肾俞、脾俞、腰奇	10		
	5. 操作者平心静气，全神贯注，并获得受针者的配合；操作者正确持针，刺入时角度得当，快速进针	10		
	6. 针刺角度、深度合适，及时询问患者是否有得气感，是否有不适感	10		
	7. 出针时棉球按压穴旁皮肤，刺手捏持针柄，将针缓慢退至皮下，快速出皮肤，按压针孔	10		
整体质量	关注患者舒适；与患者交流用语规范、自然、针对性强；操作流程熟练；动作敏捷迅速、连贯、正确	10		
合 计		100		

（二）思考与练习

（1）简述"两穴五针法治疗脑性瘫痪技术"的作用原理。

（2）通过实践体会针感的差异。

■ 二、背俞穴刺络拔罐治疗乳癖技术

（一）实训操作评分标准

姓名：　　　　　　　　　　年级专业：　　　　　　　　　　学号：

项 目	操作技术要求	分 值	得 分	备 注
人文素质	着装整齐，干净卫生，仪态得体，关爱受针者	5		
无菌观念	施术前后双手消毒，穴位消毒一穴两签，消毒顺序和范围不小于 5 cm²，消毒后物品摆放顺序、方法、位置正确	10		
刺络拔罐	1. 选择合适体位	5		
	2. 准确选取肝俞(双)、膏肓(双)	10		
	3. 用一次性采血针迅速点刺 0.1～0.2 寸	10		
	4. 用中号火罐，在该穴处用闪火法拔罐 10 min	5		
	5. 取罐时拇指或示指缓慢按压罐口，使之进气罐自然脱落，用消毒干棉球擦拭罐内血液，常规消毒	5		
毫针操作	1. 选择合适体位	5		
	2. 正确选取膻中、丰隆	10		
	3. 操作者平心静气，全神贯注，并获得受针者的配合；操作者正确持针，刺入时角度得当，快速进针	10		
	4. 针刺角度、深度合适，及时询问患者是否有得气感，是否有不适感	10		
	5. 出针时棉球按压穴旁皮肤，刺手捏持针柄，将针缓慢退至皮下，快速出皮肤，按压针孔	5		

（续表）

项　目	操作技术要求	分　值	得　分	备　注
整体质量	关注患者舒适；与患者交流用语规范、自然、针对性强；操作流程熟练；动作敏捷迅速、连贯、正确	10		
合　计		100		

(二) 思考与练习

(1) 何为"乳癖"？如何确诊？

(2) 通过实践体会如何正确使用刺络拔罐法治疗乳癖技术。

本书配套数字教学资源

微信扫描二维码，加入中原医家针灸特色技术读者交流圈，获取配套教学视频资料，夯实基础知识

第七章
邵素霞

第一节 · 学术思想概要

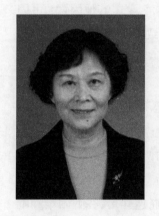

  邵素霞，河南中医药大学第三附属医院主任中医师，为首批全国中医学术流派传承工作室"河南邵氏针灸流派传承工作室"代表性传承人之一。中国针灸学会会员，曾任中国针灸学会临床分会肥胖病专业委员会委员、灸法专业委员会副主任委员。多年来，先后多次被河南中医药大学评为优秀共产党员、文明教师、公民道德建设先进个人；连年被河南中医药大学第三附属医院评为患者满意的好医生；被河南省卫生厅授予健康中原好卫士的荣誉称号。早年长期随父亲邵经明每日临证，侍诊学习，从理论到实践均受到父亲的教诲和指导，在父亲的言传身教下，诊疗水平得到长足的进步，临床疗效不断提高。数十年来，带教来自全国各地的进修生、留学生及本校实习生数千名，将邵经明的学术思想、临床经验不断推广，并发扬光大。临床上善用针灸治疗内、外、妇、儿、五官、骨伤等各科杂症，尤其针治咳喘、咽喉炎、颈肩腰腿痛、偏瘫、面瘫、肥胖症、尿潴留、耳聋耳鸣、失眠等疾病，疗效显著。

  邵氏在邵经明学术思想的指导下，遵循取穴精当、巧施配穴的原则，重视经络辨证，强调局部取穴与循经取穴相结合的重要性，在数十年的临床实践中，对急喉瘖的治疗进行了深入的研究，提出了利喉通窍法治疗急喉瘖的独特疗法。邵氏认为，经络辨证喉瘖应责之于手太阴经、手阳明经、足阳明经及任脉。治疗时，咽喉局部穴位的选取至关重要，经过长期验证，不断筛选提炼，形成了以人迎、廉泉、扁桃、合谷为主穴的"利喉通窍法"。四穴合用，共奏宣通肺气、清利咽喉、散结增音之功。由于疾病的复杂性，临证时根据病情巧配腧穴，主配结合，相辅相成，即可获得满意疗效。

第二节 · 针灸特色技术

利喉通窍法治疗急喉瘖技术

(一) 邵素霞对急喉瘖的认识

急喉瘖又称"暴瘖""卒瘖",是以声音嘶哑甚或失声为主要特征的一种呼吸道常见的急性感染性疾病,其发病急,病程短,相当于西医学的急性喉炎、变应性喉炎等。急喉瘖一年四季均可发生,以冬春季节气候变化时多发;可发生于任何年龄,以5～40岁发病者为多见,且女性患者偏多。婴幼儿虽然发病率较低,一旦发病则病情严重,由于小儿的生理特点,极易出现呼吸困难。

急喉瘖的发病与多种因素有关。① 外邪侵袭:首犯肺卫,致肺失宣肃,气机不利,邪壅于喉,声门开合不利,而引发喉瘖。② 肺胃积热:多见于过食辛辣厚味或嗜食烟酒,复因感受风热,内外热结,灼津为痰,使痰热壅肺,声门开合不利而发喉瘖。③ 过度发声:大声喊叫、用嗓过多、剧烈久咳等,易化热生痰,遏阻肺窍,结于咽喉而发喉瘖。④ 其他因素:可因食物、药物、异味过敏等引起喉部黏膜水肿;或颈部、咽喉部外伤,致喉黏膜损伤而引发喉瘖。急喉瘖若失治误治,易转为慢喉瘖;或下行导致气管炎和支气管炎。因此,及时正确的治疗是防止其传变的关键。

急喉瘖主要症状是声音嘶哑,喉内干燥或疼痛,重者伴发热、恶寒、咳嗽。声音嘶哑临床可表现有轻重的不同,轻者表现为沙哑或声音低沉,音量小而弱;重者声音粗、音调低而嘶哑,甚者发音困难或失声。喉部检查可见黏膜充血肿胀,声带水肿或有充血,声门闭合不全。必要时可借助间接喉镜、纤维(电子)鼻咽喉镜检查以明确诊断。急喉瘖要注意与急乳蛾、白喉相鉴别。急乳蛾(即西医学的急性扁桃体炎)以咽痛剧烈、痛连耳窍、吞咽困难和喉核红肿、表面有黄白脓点为主要特征的疾病。白喉(即西医学的白喉)表现为咽喉疼痛、吞咽困难、饮水反呛、声音嘶哑、犬吠样咳嗽等,咽喉部可见灰白色假膜、不易剥离,咽拭子涂片可查到白喉杆菌。

(二) 利喉通窍法治疗急喉瘖技术的简介

邵氏认为喉上连鼻窍,下接气道而通于肺,是呼吸之通道、发声之关要。喉之能发声,实乃肺气所推动,当然,也离不开宗气的作用,只有宗气足、肺气清,才能使喉发声洪亮而持久。若寒暖失调,外邪袭肺,致肺失肃降,邪壅于喉,则声音嘶哑。急喉瘖即是风寒或风热等外邪侵袭,邪壅于肺,肺气不宣,气道不畅,喉窍不利,故表现为声音嘶哑、喉部黏膜红肿、声带充血等,其临床多属实证,即所谓的"金实不鸣"。治疗当以清利咽喉、通窍开音为大法,处方主穴以局部与远端取穴相结合,随不同的临床表现选取相应配穴,以达到最佳治疗效果。

主穴选取人迎、廉泉、扁桃、合谷。发热配大椎、风池;鼻塞配印堂、迎香;咳痰配肺俞、风门;咽喉干痛配鱼际;喉间憋闷配天突、膻中;咽喉肿痛配少商、商阳。

利喉通窍法源于邵经明治疗咽喉疾病的临床经验,邵氏在长期的实践中有所发挥。临床证明,利喉通窍法治疗急喉痦见效快,疗效好,无毒副作用,操作简便,易于掌握,值得推广。

(三) 利喉通窍法治疗急喉痦技术的操作

1. 器材准备

一次性无菌针灸针,选用直径 0.35 mm,长度 1 寸(25 mm)、1.5 寸(40 mm)两种规格,三棱针或采血针;一次性乳胶手套、消毒棉签和棉球、碘伏、锐利器盒、医疗垃圾桶等。

2. 操作步骤

(1) 体位:患者取端坐位或仰卧位。

(2) 穴位选取:① 人迎:在颈部,横平喉结,胸锁乳突肌前缘,颈总动脉搏动处。② 廉泉:在颈前区,喉结上方,舌骨上缘凹陷中,前正中线上。③ 扁桃:在颈前区,下颌角下方前一横指处。④ 合谷:在手背,第 2 掌骨桡侧的中点处。⑤ 大椎:在脊柱区,第 7 颈椎棘突下凹陷中,后正中线上。⑥ 风池:在颈后区,枕骨之下,胸锁乳突肌上端与斜方肌上端之间的凹陷中。⑦ 印堂:在头部,两眉毛内侧端中间的凹陷中。⑧ 迎香:在面部,鼻翼外缘中点旁,鼻唇沟中。⑨ 肺俞:在脊柱区,第 3 胸椎棘突下,后正中线旁开 1.5 寸。⑩ 风门:在脊柱区,第 2 胸椎棘突下,后正中线旁开 1.5 寸。⑪ 鱼际:在手外侧,第 1 掌骨桡侧中点赤白肉际处。⑫ 天突:在颈前区,胸骨上窝中央,前正中线上。⑬ 膻中:在胸部,横平第 4 肋间隙,前正中线上。⑭ 少商:在手指,拇指末节桡侧,指甲根角侧上方 0.1 寸。⑮ 商阳:在手指,示指末节桡侧,指甲根角侧上方 0.1 寸。

(3) 消毒:医者选取腧穴,用碘伏消毒。针刺操作前医者洗手,并用免洗速干手消毒液进行双手消毒。

(4) 操作

1) 毫针刺:廉泉选用 1.5 寸毫针,向舌根斜刺 0.8~1 寸;人迎、扁桃选用 1 寸毫针,直刺 0.3~0.5 寸;风池用 1 寸毫针,向鼻尖方向刺入 0.5~0.8 寸;合谷、鱼际、风门、肺俞用 1 寸毫针,直刺 0.5~0.8 寸;印堂用 1 寸毫针,向下平刺 0.3~0.5 寸;迎香用 1 寸毫针,向上平刺 0.2~0.5 寸;天突用 1.5 寸毫针,向下刺入 1~1.2 寸;膻中用 1.5 寸毫针,向下平刺 1~1.2 寸。不同的穴位行针手法有所不同,廉泉行针以重捻转、轻提插,得气后即出针;人迎、扁桃行针只做小幅度捻转,不得提插,得气后即出针;天突行针小幅度提插捻转法,得气后即出针。其余诸穴均采用提插捻转相结合的行针手法。除廉泉、人迎、扁桃、天突行针得气后即出针外,其余腧穴均留针 30 min,每隔 10 min 行针 1 次。

2）刺络法：医者戴一次性乳胶手套，在患者拇、示二指桡侧由掌指关节向指端轻轻推搓，使局部充血，然后分别在少商、商阳穴处用碘伏棉签消毒，左手拇、示二指夹捏穴位两侧，右手拇、示、中三指持三棱针迅速刺入0.1寸，令其出血0.5 ml左右，用消毒干棉球按压针孔进行止血。

每日1次，轻症患者治疗2～3次即可获愈；音哑或失声重者可连续治疗，10次为1个疗程。

3. 流程图

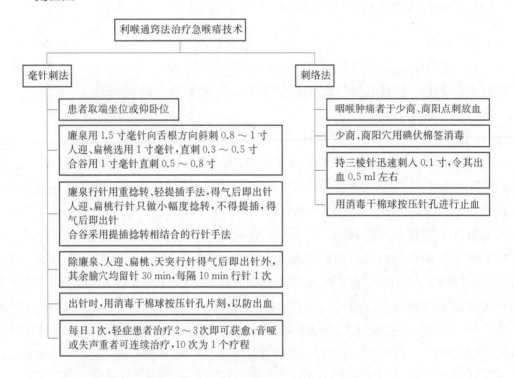

（四）利喉通窍法治疗急喉瘖技术的关键技术环节

（1）利喉通窍法所选穴位在进行针刺操作时，要严格把握针刺的角度、方向和深度。主穴廉泉、扁桃、人迎三穴五针的位置均在颈前部，针刺前首先要定位揣穴，避开颈部血管和局部组织。在进针时，速度要缓慢，尤其是人迎穴，进针过程中，针下如有顶针的感觉，应立即停止进针，避免刺伤颈部动脉；若遇患者咳嗽，随即将针起出，以免针尖划伤血管或局部组织。廉泉、天突二穴进针后，不得向两侧斜刺。

（2）注意行针手法与出针的手法。廉泉行针用重捻转、轻提插手法；人迎、扁桃行针只做小幅度捻转，不得提插；天突行针为小幅度提插捻转法。以上四穴均在行针得气后立即出针，不宜留针，出针时注意用消毒干棉球按压穴位片刻，防止出血。风门、肺俞二穴行针时上下提插幅度为0.3～0.5寸，捻转角度在360°以内，禁止深刺，以防刺伤肺脏形成气胸。以上诸穴在行针时，对敏感者操作3次，一般患者操作5～6次。

(五) 注意事项及意外情况处理

（1）对初次接受针灸治疗的患者做好解释工作，消除其紧张情绪，患者在过于疲劳、饥饿和精神过度紧张的情况下不宜针刺。对体质虚弱者应选取卧位。

（2）治疗期间，患者应避免风寒、异味及微尘刺激。

（3）忌食烟酒、寒凉、煎炸及辛辣刺激性食物。

（4）注意合理用嗓，若声音嘶哑要严格休声，包括耳语和小声说话，以减少声带摩擦。

（5）积极治疗口、鼻、鼻窦、咽部的急、慢性病症，防止感染下传引发喉部病变。

（6）本法孕妇禁用。

（7）个别患者凝血机制差或服用抗凝血药物，起针时容易出血，要注意按压针孔片刻，防止出血，避免血肿形成。若患者出现头晕恶心、面色苍白、心慌气短、出冷汗等晕针情况，应立即将针全部起出，令患者平卧，松开衣带，注意保暖。轻者静卧片刻，给予温开水或糖水饮之，可很快恢复正常。若经上述处理仍不见效，可按揉或针刺水沟、内关、足三里等穴，同时密切观察患者的生命体征，一旦有异常情况应立即配合其他急救措施。

(六) 利喉通窍法治疗急喉瘖技术的临床应用

● 案　王某，女，42岁，职员。2012年9月8日初诊。

主诉：咽痛，音哑3日。

病史：5日前外出旅游，因旅途劳累、饮水少、嗜食辛辣食物后感喉部不适，2日后出现咽喉部疼痛，音哑伴发热，体温37.6℃，曾自服阿莫西林、双黄连口服液等效不明显，故来我院就诊。经喉科间接喉镜检查：喉黏膜及声带充血水肿，声门闭合不全。诊断：急喉瘖。患者不愿服药，转我针灸科治疗。刻症：声音嘶哑，喉痒干咳，咽喉疼痛，低热。舌红，苔微黄，脉浮数。

辨证：此属风热犯肺，肺失清肃，致声门开合不利，故声音嘶哑；风热犯于咽喉，脉络不畅，故喉痒干咳、咽喉疼痛；风热遏表，卫阳失宣，故发热；舌红苔黄脉浮数均为风热在表之象。

治法：清利咽喉，通窍开音。选用廉泉、人迎、扁桃、合谷、大椎、风池、鱼际、少商、商阳穴。廉泉、人迎、扁桃三穴行针得气后即出针，合谷、大椎、风池、鱼际均留针30 min，每隔10 min行针1次。少商、商阳点刺，令其各出血0.5 ml后，用消毒干棉球按压止血。治疗1次后，热退，其余症状明显改善；针治3次后，喉痒干咳、咽喉疼痛等症状消失，已可发声，但声音不够洪亮。共针治6次后，诸症消失，病愈。

第三节·练习与考核·

■ 利喉通窍法治疗急喉瘖技术

（一）实训操作评分标准

姓名：　　　　　　　　　　　年级专业：　　　　　　　　　　　学号：

项　目	操作技术要求	分　值	得　分	备　注
人文素质	着装整齐，干净卫生，仪态得体，关爱受试者	5		
无菌观念	施术前后双手消毒，穴位消毒一穴两签，消毒顺序和范围不小于 5 cm²，消毒后物品摆放顺序、方法、位置正确	10		
毫针操作	1. 选择合适体位	5		
	2. 准确选取人迎、廉泉、扁桃、合谷	10		
	3. 操作者平心静气，全神贯注，并获得受针者的配合，操作者正确持针，刺入时角度得当，快速进针	10		
	4. 针刺角度、深度深浅合适，及时询问患者是否有得气感，是否有不适感	10		
	5. 提插捻转结合，局部产生酸麻沉胀感	10		
	6. 出针时棉球按压穴旁皮肤，刺手捏持针柄，将针缓慢退至皮下，快速出皮肤，按压针孔	5		
	7. 医疗垃圾处理正确	5		
刺络操作	1. 选择合适体位，少商、商阳取穴准确	10		
	2. 三棱针迅速刺入 0.1 寸，出血 0.5 ml 左右	10		
整体质量	关注患者舒适；与患者交流用语规范、自然、针对性强；操作流程熟练；动作敏捷迅速、连贯、正确	10		
合　计		100		

（二）思考与练习

（1）利喉通窍法治疗急喉瘖技术如何选穴与操作？

（2）利喉通窍法治疗急喉瘖的关键技术环节是什么？

第八章
赵喜新

第一节 · 学术思想概要

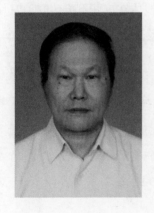

赵喜新,河南中医药大学、河南中医药大学第三附属医院教授,硕士研究生导师,河南省"五一劳动奖章"获得者。现任中国针灸学会穴位埋线专业委员会副主任委员兼秘书长、河南省针灸学会穴位埋线专业委员会主任委员、河南省中医药学会中医及中西医结合美容专业委员会副主任委员、中国中医药研究促进会灸疗技术产业合作共同体副理事长。赵氏熟读经典、博通经史、通晓百家,融中西医理论,采众家之所长,致力于从古典医籍中挖掘针灸的精髓。对针灸学有深入研究,临床上对慢性病、久病采用穴位埋线,急性病、新病采用针灸;根据治疗需要将针刺、埋线和药物并用;将针灸、水针、针刀、埋线、中药、西药作用原理均纳入中医的辨证理论体系中。根据科研获取的针灸疗效机制整理出针灸各种疗法所适应的病种,如局部取穴配合脐疗法治疗风湿、火针散刺法治疗肌肤痹、四步针灸法治疗面瘫等。特别是穴位埋线的研究及应用已经在临床形成特色,用于治疗肥胖症、小儿脑瘫、老年痴呆、胃肠病、癫痫、哮喘等疾病。"穴位平透埋线法减肥的临床研究"2008年被列为河南省科技攻关项目。创立分层透刺埋线疗法,综合应用穴位埋线、针灸、贴敷、中西药物等进行减肥塑身、美容益智。

赵氏从事中医针灸埋线临床、教学、科研工作30余年,教学中荣获河南中医药大学课堂教学大奖赛第一名,发表论文60余篇,出版专著9部,获医学科研成果13项,其中省部级二等奖1项、三等奖3项,厅级一等奖3项、二等奖2项,获国家发明专利1项,国家实用新型专利2项。

第二节 · 针灸特色技术

一、穴位埋线医疗技术

（一）赵喜新对穴位埋线医疗技术的认识

穴位埋线是根据针灸学理论，通过针具和药线在穴位内产生刺激经络、平衡阴阳、调和气血、调整脏腑作用，从而达到治疗疾病的目的。赵氏对埋线操作有独特认识，认为埋线与筋膜（经络）形成不同的空间关系：① 线体与单层筋膜相交或卧其中。② 线体贯穿包绕单一器官（如一块肌肉）的双层筋膜。③ 线体仅埋在器官内部，不与包绕的筋膜接触。④ 线体卧于真皮下方。不同关系产生不同作用。

赵氏根据治疗的目的不同，埋线时采用直刺、斜刺、平刺将线埋在人体不同的组织，产生不同的作用。① 线体在深筋膜层，具有经脉和腧穴的调整作用。② 线体在肌肉中，对痉挛或萎软的肌肉呈现双向良性的调整。③ 线体在脂肪组织中，呈现去脂作用从而减肥塑形；在脂肪的基底层（浅筋膜），呈现增生作用从而使局部丰满。④ 线体在皮肤下方（包括皮下浅筋膜），除了经络的皮部医疗作用外还有使皮肤平整、去皱和提拉从而产生美容作用。⑤ 线体埋入特定组织产生特殊作用，如埋入星状神经节，可平衡自主神经功能；埋入蝶腭神经节可治疗过敏性鼻炎、哮喘等。

各种材质的线体除作用的共性外，在治疗上又各具特点。羊肠线和胶原蛋白线免疫原性很强，埋入体内可对免疫反应产生良性的双向调节作用；聚羟基乙酸或聚乳酸羟基乙酸（PGA/PGLA）线应用于对埋线容易过敏的患者或不太需要长期刺激的急性病；对二氧环己酮或聚对二氧环己酮（PDO/PPDO）线可加工成多种形态，在体内降解较慢，多应用美容美体、易过敏人群及需长期治疗的慢性病。

赵氏认为埋线可以改变体表状态从而改变腧穴的性质。① 当人体脏腑经络有病变时，会在体表的一定部位呈现出腧穴的生物物理学特点，在此点埋线，使这个反应点恢复到正常（无病时）的状态。② 在没有腧穴生物学特性的体表埋线，则可使此点局部敏化而产生腧穴的生物物理学特性。这两种改变均会调节对应脏腑经络的功能状态，使人体恢复到健康的整体功能状态。

赵氏认为在施术时埋线比针刺在体位的选择和刺激量上更有优势。针刺治疗时受术者要固定姿势，只能保持一种体位，影响全面取穴；针刺时一般留针 30 min，出针后对机体的刺激一般保持 2 小时左右，常常出现机体还未出现针刺效应，针刺的刺激就消失了，故一般需要短时间内多次针刺。穴位埋线，则受术者可以变换姿势，同时选取人体不同部位的穴位，保证取穴更全面；埋线对机体可每日 24 小时，连续多日起作用，故可称其为"长效针刺"，一般可以 1 周至 1 个月埋线 1 次。机体接受刺激，调整功能从而防治疾病，需要一定的刺激量，刺激量决定于两个因素，即"刺激强度"和"持续时间"。埋线对机体刺激强度大，持续时间长,对相关脏腑、器官和组织功能调整有较强的"功率"和作用时间。因此,埋线比针刺调整机体功能、防治疾病的作用更强,特别是针对慢性病的治疗更有优势。

(二) 穴位埋线医疗技术简介

穴位埋线以中医及经络理论为指导,结合现代科学理念,将人体可吸收材质为原料生产的线,采用特定方法植入穴位,以强身健体、防治疾病的一类医疗技术。

穴位埋线有五大类方法。① 切开包埋法:用手术刀切开皮肤及皮下脂肪,止血钳深入切口分离筋膜及肌肉,将包埋材料送入深部,用丝线缝合皮肤,1周后拆线。② 缝合针法:用医用缝合针,将线体穿入针鼻,在穴位两侧,一侧进入,另一侧出来,贴皮肤剪断线体,提拉皮肤,将线头没入皮肤。③ 缝包针法:针尖后方有一凹的缺口,挂着线体,一手持针,另一手向针尾方向拉紧线体,对准穴位刺入一定深度,拔出针,线体留在体内,贴皮肤剪断线体,提拉皮肤,将线头没入皮肤。④ 腰穿针法(微创埋线法或注线法):将腰穿针针芯磨平就可改为埋线针。将线体从针管尖穿入,后接针芯,刺入穴位后推动针芯,使针芯顶着线后,回退针管,针芯针管吻合后,一起拔出,线体即平直地埋入穴位。⑤ 针刺埋线法:将腰穿针去掉针芯,线体从针管尖穿入,余下 1 cm 左右露在针尖外并顺着针身折返,刺入穴位,针尖到达一定部位后,捻动针管约 540°(一圈半),将针拔出,线体即可留在穴位内。腰穿针法和针刺埋线法是目前最常用的埋线方法。

(三) 穴位埋线医疗技术的操作

1. 器材准备

6～9 号的埋线针(磨平针芯尖部的腰穿针或一次埋线针)、羊肠线(4-0、3-0、2-0)、胶原蛋白线、PGA 或 PGLA、PDO 或 PPDO 线;灭菌消毒的弯盘、手术剪、镊子(或止血钳)、铺巾、手术乳胶手套、外科辅料等。

2. 操作步骤

(1) 体位:患者取仰卧或俯卧位。

(2) 消毒:医者选取腧穴,用碘伏消毒。针刺操作前医者洗手,并用免洗速干手消毒液进行双手消毒,戴一次性无菌手套。

(3) 材料准备:打开铺巾,将相关器械和材料放置在铺巾上,根据埋线穴位下方软组织的厚薄和治疗需要,选择适当长度线体,并将线剪成 0.8～3.5 cm 若干段;根据线材的粗细选择不同型号的埋线针。

(4) 进针

1) 腰穿针法:将线体全部装入埋线针前端,后接针芯(采用腰穿针法时,刺手握针,针尖对准穴位,押手撑紧穴位两侧皮肤),迅速将针尖刺入皮肤,针尖刺过皮肤后押手扶持针管,刺手向下轻推针芯,当感觉针芯抵住线体时,抵住针芯不动,押手持针管向后退,退到和针芯复合,将埋线针拔出。

2)针刺埋线法:线体不要全部装入针管,应保留1/3～1/5露在针尖外,将针刺入后刺手将针身旋转一圈半,押手指头按在针眼周边,将针拔出。根据治疗需要与皮肤呈一定夹角向特定方向透刺,刺入适当深度,产生期望的针感。出针时消毒棉签按压针孔,避免出血。

每1周至1个月埋线1次,3～5次为1个疗程。用针较粗、针眼较大时,可用埋线专用胶粘贴在针眼上或用金霉素眼药膏等涂覆针眼。

3. 流程图

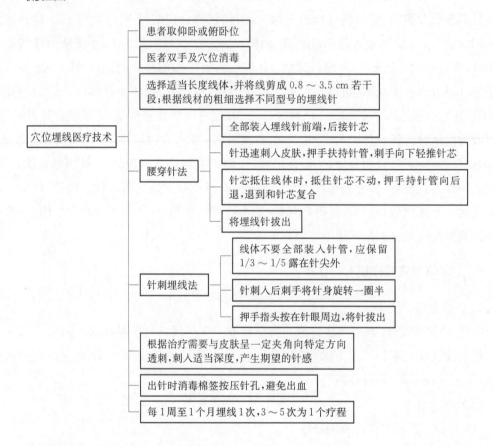

(四) 穴位埋线医疗技术的关键技术环节

(1)进针、出针时速度快可减轻针刺的疼痛。

(2)腰穿针法埋线时,当针芯抵着线后,一定要退针管,不能直接推针芯,避免将线推弯或在体内团曲。

(3)针刺埋线法时,针尖要一次将到达所期望部位,出针前不可回退针体,避免因退针后再进针带动线体而掌握不清线体在体内的状况。

(4)埋入的线体末端应距离皮肤针眼1 cm以上,可避免埋线后线体从针眼窜出。

(5)刺入穴位时应注意持针之手的手下针感,根据手下感确定所埋线体的位置,透皮后针尖在脂肪中行进阻力小,当接触深筋膜时感到有阻力,刺过深筋膜有落空感。

(五) 注意事项及意外情况处理

1. 线头窜出 ① 表现:埋线后前 3 日出现线头从皮肤进针口窜出。② 原因:线体入皮肤过浅;患者剧烈活动。③ 处理:直接将线拔出,针眼碘伏消毒。④ 预防:线体没入针眼 0.5 cm 以上;埋线后前几日不做剧烈运动。

2. 皮下瘀斑 ① 表现:埋线处周围出现皮肤下青紫。② 原因:埋线时刺破皮肤下方较大血管(静脉),出针时按压时间不足,血液淤积在皮下后向周围扩散所致。③ 处理:一般不需处理,10 日左右即会消除,如果急于消除,可以进行热敷。④ 预防:掌握血管走向,下针避开血管。

3. 血肿表现 ① 表现:出针后埋线部位肿胀疼痛。② 原因:刺伤血管所致(一般为细小的动脉)。③ 处理:发现血肿后,立即用消毒纱布盖上针孔,用手掌用力按压血肿,勿动,保持 3~5 min,解除压迫,血肿即会消除。注意第二日血肿处皮肤下方可能出现瘀斑。④ 预防:对下方可能有动脉的穴位,出针后增加按压时间和面积。

4. 皮下结节 ① 表现:埋线数日后(有时出现较晚)按压埋线部位,可发现深部出现肿块,可痛可不痛。② 原因:线体周围被缓慢渗血包绕,血液机化,增大了异物体积,免疫反应产物不能运转,刺激胶原纤维增生所致。③ 处理:一般不需处理,1~3 个月会被机体吸;如果想要加快吸收,可在结节内注入 10 mg 曲安奈德,毫针围刺;勿切开取出。④ 预防:线体埋入后按压局部一定时间;埋线后特别是埋入羊肠线,注意忌口 1 周,如果不忌口,结节出现的概率在 30% 左右。

5. 感染 ① 表现:埋线部位肿痛发热,看到脓头。② 原因:埋线消毒不严格、线体污染、埋线后针孔污染等。③ 处理:轻压周围,将脓液挤出,用庆大霉素(也可配少许曲安奈德)冲洗脓腔,保护伤口;配合口服抗生素。④ 预防:注意无菌操作,告诫患者防止针孔污染。

6. 术后发热 ① 表现:埋线后出现发热,体温一般不超过 38.5℃。② 原因:患者对线体反应过强过快。③ 处理:一般不需处理,让患者适当多饮水即可。④ 预防:埋线时可用少量曲安奈德和利多卡因局部麻醉,减缓反应。

7. 皮下液腔 ① 表现:埋线部位皮肤下方肿块较大,按之有波动感。② 原因:线体周围脂肪组织液化,免疫反应增强,刺激胶原纤维增生包绕,小血管增生,液体不断渗入腔内。③ 处理:用注射器将腔中液体抽出,然后腔内注入曲安奈德 10 mg,以后每日用毫针对着液腔围刺,半个月左右即可。④ 预防:埋线后注意忌口,不吃发物。

8. 皮下脓肿 ① 表现:埋线 1 个月后,埋线部位皮肤下方按到肿块,对应皮肤颜色逐渐发暗红,持续向皮肤表面发展,直至溃破,有脓液排出,久不收口。② 原因:线体周围被缓慢渗血包绕,血液机化,增大了异物体积,刺激胶原纤维增生,包绕线体和机化血块的包囊较厚,在特殊条件下(至免疫亢进),中性粒细胞吞噬线体变为脓细胞,又不得排出,局部出现病理反应。

③ 处理：在皮肤没有溃口之前，注射器换 9 号针头，在肿块的两极插入脓腔，将腔中液体抽出，然后用曲安奈德 30 mg＋2％利多卡因 5 ml＋8 万 U 庆大霉素混合液冲洗脓腔，然后将冲洗液全部排出，再用 10～15 mg 曲安奈德针注入脓腔和侧壁，创可贴包扎针眼。配以口服抗生素预防感染，3 日即可看到明显效果。④ 预防：如果皮下结节在埋线 1 个月以后出现，注意可能是皮下脓肿，在脓液没有形成之前，直接在结节中注射曲安奈德，埋线后注意忌口。

（六）穴位埋线医疗技术的临床应用

● 案 1　某女，30 岁，教师。2009 年 6 月 12 日初诊。

主诉：肥胖 2 年。

病史：患者体重 101 kg，身高 170 cm，曾服用减肥药，服药时体重减轻少许，停药后反弹，听闻埋线减肥，即来就诊。经体检没有原发疾病，患者自诉情志轻度抑郁。症见：体态臃肿、面部萎黄、少气乏力、肢体困重、便溏、肢肿、月经不调、白带量多、舌胖大多津、脉濡细。

辨证：体重超标准 50％以上，属重度肥胖症，脾虚湿阻型。

治法：健脾祛湿。采用透穴埋线疗法，选用三阴交、阳陵泉、臃肿部位阿是穴。2009 年 7 月 9 日复诊，体重减至 94 kg。经查体，线体已吸收，遂进行第二次埋线。由于某些原因，患者至 2009 年 11 月 9 日来复诊，体重变为 83 kg。患者自诉，自第二次埋线后，体重缓慢下降 2 个月，2 个月后不再下降，才抽时间做第三次埋线。随按照先前处方继续埋线。又隔 3 个月。患者复诊，体重为 71 kg，续上法继续埋线。2009 年 12 月 15 日复诊，体重 68 kg，患者自诉埋线后一直正常饮食，感觉体力充沛，情志舒畅。查体，尽管体重下降了 33 kg，皮肤未见松弛。又按上法埋线埋线 1 次，半年后随访，体重一直维持在 65 kg 左右，未见反弹。

● 案 2　某男，65 岁，教师。2014 年 4 月 6 日初诊。

主诉：肥胖 5 年。

病史：患者身高 180 cm，体重 90 kg，体检体重超重，B 超见中度脂肪肝，患者要求减重，治疗脂肪肝。

辨证：肥胖症，脂肪肝，脾虚湿阻型。

治法：健脾祛湿。采用透穴埋线法，选用中脘、梁门、天枢、大横、关元、膻中、太溪、丰隆、肾俞、脾俞、肝俞、膈俞、心俞、肺俞、大椎，按照透穴埋线操作方法，腹胸背部穴位均埋入 3 cm 长 3－0 羊肠线，针尖刺入穴位后，调整埋线针向下方穴位深部呈 45°夹角刺入 4～5 cm 埋线；丰隆用 1.5 cm 长 3－0 羊肠线，垂直皮肤刺入 3 cm 埋线；太溪、大椎用 1 cm 长 3－0 羊肠线垂直皮肤刺入适当深度埋线。每个月埋线 1 次，连续埋线 3 个月。第三次埋线 1 个月后，体重降为 80 kg，复查 B 超示脂肪肝消失。

● 案 3　某女，45 岁，职员。2014 年 6 月 5 日初诊。

主诉：肥胖 8 年。

病史：患者身高 165 cm，体重 55 kg，腹围 76 cm，身体健康。患者对自身体型要求较高,要求减小腹围、去除印堂穴上方纵行约 2 cm 长皱纹、收紧下颌部微垂的肌肤。

辨证：肥胖症,脾虚湿阻型。

治法：健脾祛湿。采用透穴埋线法,选用中脘、梁门、天枢、大横、阴交、水道、章门、京门、肾俞、脾俞、肝俞、膈俞、心俞、阳陵泉、丰隆、天容。按照透穴埋线操作方法,腹腰背部穴位均埋入 4 cm 长 3 - 0 羊肠线,针尖刺入穴位后,调整埋线针向下方沿真皮平刺,进针 5 cm 埋线;阳陵泉、丰隆采用 1.5 cm 长 3 - 0 羊肠线,垂直皮肤刺入 3 cm 埋线;天容穴用 4 cm 长 3 - 0 羊肠线,针尖刺入穴位后,调整埋线针向廉泉沿真皮平刺,进针 5 cm 埋线;印堂穴上方采用 2.5 cm 长 3 - 0 羊肠线,针尖刺入纵纹上少许后,调整埋线针向下方印堂沿真皮平刺,进针 3 cm 埋线。埋线 1 个月后复诊,患者体重未变,腰围减小至 70 cm,下颌下部皮肤收紧,脸形变尖,额部纵纹消失。

■ 二、 水针透刺埋线治疗三叉神经痛技术

(一) 赵喜新对三叉神经痛的认识

三叉神经痛是以眼、面颊部出现放射性、烧灼样抽掣疼痛为主症的一种疾病,40 岁以上多见,无明显季节性,大多为单侧性。西医学对病因有以下认识：① 三叉神经出脑干部(三叉神经根部)受异常血管压迫引起,血管的压迫及搏动刺激三叉神经根部,导致三叉神经异常放电,传至面部引起疼痛。② 风湿性三叉神经炎、卵圆孔内骨膜发炎导致神经肿胀、受压、缺血。③ 病毒感染三叉神经。赵氏认为本病主要是正气不足、外感邪气、情志不调、外伤经络导致气血阻痹,不通则痛。

(二) 水针透刺埋线治疗三叉神经痛技术简介

水针是临床常用的穴位注射或封闭治疗,透刺埋线即是采用微创埋线针进行埋线治疗。水针透刺埋线是两者的结合,先以埋线针代替注射针头(比注射器针头长)进行注射后,再使用埋线针行原针孔埋线。长期以来赵氏用水针透刺埋线治疗三叉神经痛,操作简单,省时省力,止痛明显,一次治愈率高达 60%,有效率在 90%,不易复发。

(三) 水针透刺埋线治疗三叉神经痛技术的操作

1. 器材准备

曲安奈德 20 mg+维生素 B_{12} 0.5 mg+2% 利多卡因 3 ml,混合后共计 6 ml;6～9 号的埋线针、一次性注射器、羊肠线(4 - 0、3 - 0、2 - 0)、胶原蛋白线、PGA 或 PGLA 线、PDO 或 PPDO 线;灭菌消毒的弯盘、手术剪、镊子(或止血钳)、铺巾、手术乳胶手套、外科辅料等。

2. 操作步骤

(1) 体位：患者取仰卧位。

（2）选取穴位：太阳：在颞部，当眉梢与目外眦之间，向后约一横指的凹陷处。

（3）消毒：医者选取腧穴，用碘伏消毒。针刺操作前医者洗手，并用免洗速干手消毒液进行双手消毒，戴一次性无菌乳胶手套。

（4）水针穴位注射：太阳：将埋线针管按于注射器上抽取全部药液，从太阳刺入，针尖朝向廉泉穴进入 5～7 cm，开始推注药液，边推边回退针，退至入针处 1 cm 左右，共推入药液 4 ml，拔出针头，按压针孔。患侧丝竹空、阳白、印堂、巨髎、颧髎、颊车、大迎、承浆、阿是穴（扳机点）：注射器换 4 号针头，穴下各注入 0.5 ml 药液，出针按压针孔。

（5）埋线操作：水针注射完成后进行。主穴太阳：将 3 cm 4-0 羊肠线从腰穿针前端穿入，后接针芯，手持腰穿针，针尖对准太阳刺入，针尖朝向廉泉穴进入 5～7 cm，一手持针管，另一手推针芯，有阻力后回退针管，将线体埋入穴位，出针，按压针孔。配穴：眼支痛：针管中装入 0.6 cm 4-0 羊肠线，在患侧丝竹空、阳白向鱼腰刺入 1 cm 将线埋入，印堂向下刺入 1 cm 将线埋入。上颌支痛：针管中装入 0.8 cm 4-0 羊肠线，在患侧巨髎、颧髎垂直皮肤进针 1.5 cm 将线埋入。下颌支痛：针管中装入 0.8 cm 4-0 羊肠线，患侧颊车、大迎、承浆针尖向下颌角方向刺入 1.5 cm 将线埋入。阿是穴（扳机点）：针管中装入 0.6 cm 4-0 羊肠线，垂直皮肤进针 1.5 cm 将线埋入。

10～15 日针刺 1 次，1 次为 1 个疗程。病愈者停止治疗，病未愈者，继续第 2 个疗程治疗。

3. 流程图

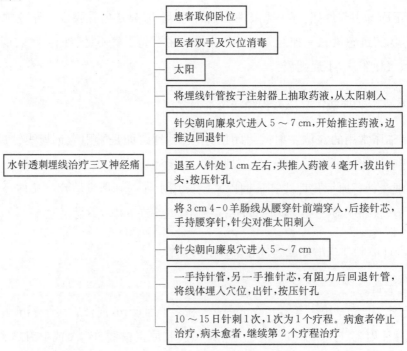

（四）水针透刺埋线治疗三叉神经痛技术的关键技术环节

（1）进针、出针时速度快可减轻针刺的疼痛。

（2）当针芯抵着线后，一定要退针管，不能直接推针芯，避免将线推弯或在体内团曲。

（3）太阳穴进针后针尖一定要对准廉泉穴深刺。

（4）埋线时要顺着水针注射时的针孔埋入。

（5）太阳透廉泉进针深度约 7 cm，全程分为上、中、下三段，水针注射时要一边推药，一边回退针，全程均推药；埋线时应根据三叉神经痛属于哪一支，将线埋在对应的深度，第一支痛埋在上段，第二支痛埋在中段，第三支痛埋在下段。

（五）注意事项及意外情况处理

（1）原发性三叉神经痛一般埋线后立即止痛，埋线后 1～3 日中有轻微发作，之后即痊愈。15 日后仍有发作者，可如上法再次埋线 1 次。再次埋线仍不痊愈者，注意查找原发病。

（2）埋线后 24 小时针眼勿着水，埋线 1 周内不能吃发物。

（3）个别患者可能会出现皮下结节，一般不需处理，1～2 个月即能消失。

（六）水针透刺埋线治疗三叉神经痛技术的临床应用

● 案　某男，59 岁，干部。2012 年 8 月 15 日初诊。

主诉：面痛半年。

病史：患者半年前出现面痛，在河南某地县医院治疗半年，采用多种疗法效果不佳，每日疼痛发作数十次，用药还伤及心脏及胃，经人介绍，邀请医者会诊治疗。

辨证：患者疼痛剧烈，经检查三叉神经 3 支同时发病，诊断为三叉神经痛。

治法：水针透刺埋线治疗，采用上述方法并配以内关、膻中、足三里埋线，调节心脏及胃。术毕，患者疼痛立止，起床就餐。第二日电话告知有轻微发作 1 次，告其不必担心，后效更佳。半个月后电话随访，再未发作。1 年左右患者到医院就诊，自述有三叉神经痛发作预兆，遂用上法又埋线 1 次，再未发病。

· 第三节 · **练习与考核** ·

■ 一、穴位埋线医疗技术

（一）实训操作评分标准

姓名：　　　　　　　　　年级专业：　　　　　　　　　学号：

项　目	操作技术要求	分　值	得　分	备　注
人文素质	着装整齐，干净卫生，仪态得体，关爱受针者	5		
无菌观念	施术前后双手消毒，穴位消毒一穴两签，消毒顺序和范围不小于 5 cm²，消毒后物品摆放顺序、方法、位置正确	10		

（续表）

项　目	操作技术要求	分　值	得　分	备　注
穴位埋线操作	1. 选择合适体位	5		
	2. 根据所选腧穴选择适当长度线体，剪成 0.8～3.5 cm 线段，根据粗细选择不同型号埋线针	10		
	3. 腰穿针法：将线装入埋线针前端，迅速刺入，刺入一定深度后，边退针边退针芯	10		
	4. 针刺埋线法：线体保留应保留 1/3～1/5 露在针尖外，针迅速刺入后将针旋转一圈半，押手指头按在针眼周边，将针拔出	10		
	5. 针刺角度、深度合适，及时询问患者是否有得气感，是否有不适感	10		
	6. 根据治疗需要与皮肤呈一定夹角向特定方向透刺，刺入适当深度，产生针感	10		
	7. 出针时棉球按压穴旁皮肤，刺手捏持针柄，将针缓慢退至皮下，快速出皮肤，按压针孔	10		
	8. 医疗垃圾处理正确	10		
整体质量	关注患者舒适；与患者交流用语规范、自然、针对性强；操作流程熟练；动作敏捷迅速、连贯、正确	10		
合　计		100		

（二）思考与练习

（1）什么材质的线体用于腰穿针法埋线？什么材质的线体用于针刺法埋线？

（2）怎么掌握线体埋藏的组织层次？

（3）通过实践体会针尖通过不同组织时的手下感。

■ 二、 水针透刺埋线治疗三叉神经痛技术

（一）实训操作评分标准

姓名：　　　　　　　　　　　　　年级专业：　　　　　　　　　　　　学号：

项　目	操作技术要求	分　值	得　分	备　注
人文素质	着装整齐，干净卫生，仪态得体，关爱受针者	5		
无菌观念	施术前后双手消毒，穴位消毒一穴两签，消毒顺序和范围不小于 5 cm²，消毒后物品摆放顺序、方法、位置正确	10		
穴位埋线操作	1. 选择合适体位	10		
	2. 准确选取太阳穴	10		
	3. 将 3 cm 4-0 羊肠线从腰穿针前端穿入，后接针芯手持腰穿针，针尖对准太阳刺入	10		
	4. 操作者平心静气，全神贯注，并获得受针者的配合；操作者正确持针，太阳快速刺入，针尖朝向廉泉穴进入 5～7 cm	10		
	5. 针刺角度、深度合适，及时询问患者是否有得气感，是否有不适感	10		
	6. 一手持针管，另一手推针芯，有阻力后回退针管，将线体埋入穴位	10		

（续表）

项　目	操作技术要求	分　值	得　分	备　注
穴位埋线操作	7. 出针时棉球按压穴旁皮肤，刺手捏持针柄，将针缓慢退至皮下，快速出皮肤，按压针孔	10		
	8. 医疗垃圾处理正确	5		
整体质量	关注患者舒适；与患者交流用语规范、自然、针对性强；操作流程熟练；动作敏捷迅速、连贯、正确	10		
合　计		100		

（二）思考与练习

（1）水针注射的作用是什么？

（2）为什么太阳透廉泉水针要全程注射？埋线要怎么对应三叉神经的发病支？

（3）太阳透廉泉的路线与三叉神经的分布关系怎样？

（4）用直径 0.45 mm 毫针练习太阳透廉泉的操作。

本书配套数字教学资源

微信扫描二维码，加入中原医家针灸特色技术读者交流圈，获取配套教学视频资料，夯实基础知识

第九章
石　跃

第一节·学术思想概要

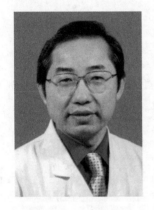

　　石跃,河南中医药大学硕士研究生导师,郑州大学第五附属医院针灸科主任、理疗科主任、门诊部主任。长期从事针灸临床和教学工作,精通针灸对疼痛的临床治疗和脏腑功能的调节,善于辨证取穴,娴于针刺手法,擅长针灸"止痛""止瘫"及针刀治疗。将现代神经阻滞法和传统针灸应用于多种临床疾病治疗,对带状疱疹、颈椎病、肩周炎、三叉神经痛、面肌痉挛、偏头痛、跟骨痛、耳聋耳鸣等疑难杂症的治疗有独特的思路和方法。

　　石氏从古代经典中吸取学术精髓,结合跟师程莘农、王雪苔、贺普仁、郭效宗、石学敏等多位国医大师、针灸大家的学术思想的熏陶,潜心钻研针灸医术,结合自身的临床经验,又有所发挥和创新,形成了扶正通络针法治疗带状疱疹后神经痛技术、项三针合肩三穴治疗颈肩肌筋膜疼痛综合征技术。石氏认为带状疱疹后神经痛病机为疱疹愈后,余毒未尽,毒邪滞于经络,气机不畅,瘀血内停,经脉失养所致。因此提出"扶正祛瘀通络"理念,强调"祛邪不伤正,扶正不留邪"的治疗原则,临床疗效甚佳。在肌肉筋膜骨骼疼痛疾病方面研究颇深,石氏认为颈肩肌筋膜疼痛综合征为劳逸不当,气血筋骨活动失调,寒湿侵袭痹阻络脉,久而不散,肌筋损伤,气血不运,与寒湿并病,筋骨懈怠,引起经络不通、脉络不荣而为病,治疗时强调着眼于整体,重视局部肌肉解剖,采用分段、分重点的针刺方案,摸索出一套实用而又行之有效的"项三针合肩三穴针法",操作时运用透刺手法,着重强调押手的作用,重视扳机点的影响。

　　著有《老年病针灸治疗学》《常见病用药饮食禁忌》《水针刀微创技术》,发表学术论文56篇。

·第二节·针灸特色技术·

■ 一、扶正通络针法治疗带状疱疹后神经痛技术

（一）石跃对带状疱疹后神经痛的认识

带状疱疹是由水痘-带状疱疹病毒引起，中医学称为"腰缠火龙""蛇串疮""蜘蛛疮"等，以皮肤丘疱疹和神经痛为特征，带状疱疹后受累区皮肤持续疼痛超过 1 个月即为带状疱疹后神经痛。其典型表现为烧灼样、电击样、刀割样、针刺样痛，带状疱疹后神经痛严重影响患者的精神状态及饮食睡眠，由于对剧烈疼痛的恐惧，患者情绪低落、抑郁、烦躁、焦虑，心理负担沉重，甚至对生活失去信心或有自杀倾向。

石氏认为带状疱疹急性期多由于肝胆火旺、湿热蕴蒸所致，或年老体弱，复感火热之邪致使邪毒搏于肌肤而形成。治疗以化湿泄热、通络止痛、阻截其扩散为目的。而"正虚邪恋"是中医学对于带状疱疹后神经痛的一个较为广泛的认识，患者疱疹愈后，因年老体弱，正气无力将余毒排尽，加上患者本身脾湿肝火较盛，导致湿热毒邪留滞于经络，以致气机不畅、瘀血内停、气滞血瘀而使局部脉络阻塞，致"不通则痛"；或气血虚衰不养脉络，形成"不荣则痛"。石氏通过多年来的临床探索，总结出带状疱疹后神经痛患者不仅瘀毒阻滞，而且正气不足，治疗上应注重对气血的整体治疗，既要活血化瘀、通络止痛，还要扶助患者的正气，使瘀毒得清，正气得复，主张驱邪与扶正并重。

（二）扶正通络针法治疗带状疱疹后神经痛技术的简介

带状疱疹急性期运用围刺法，具有调和气血、解毒通络、散瘀止痛之效。点刺龙眼穴能清热利湿，活血化瘀。《素问·针解》曰："菀陈则除之，出恶血也。"本病湿、热、火毒之邪郁于肌表，经脉气血瘀滞，而致不通则痛，刺络放血以泄热排毒、活血化瘀、祛邪通络，能使邪毒随针孔而外泄，加拔火罐，将瘀毒、渗液、湿气吸出，能够祛除湿邪、疏通血脉，排出其血分中的火热邪毒，故能快速控制病情病势的发展，消除病变部位瘀血，改善局部血液循环，促进疱疹干涸愈合、消除神经疼痛。

石氏认为带状疱疹后神经痛病因病机的关键是"不通则痛"或"不荣则痛"。治疗上应从瘀论治，除遵循"菀陈则除之"外，更应采取扶正化瘀的治疗原则。首先在患处病灶处（痛处）围刺，局部施以艾灸，使病变局部皮肤潮红为度，借助艾灸火力，温通经络，调和气血，扶助正气，达到加快局部血液循环、促进炎症的消散吸收、减轻局部水肿对神经末梢压迫的目的；再在疼痛部位刺络出血，直接排除经脉瘀滞病邪，使经脉畅通而疼痛减轻，既消除局部瘀血，又有"逐瘀生新"的效果。由于患者多年老体弱，根据治病必求于本的原则，选取具有培固正气、增强体质的腧穴，针刺加艾灸中脘、关元、三阴交、足三里穴。

中脘、关元分布于任脉经脉上,任脉属阴脉之海,与督脉相通,中脘又为胃之募穴,八会穴之腑会,气血生化之地;关元为足三阴、任脉之会,藏精之所,两穴相合达培元固本、益气和血之效;足三里乃足阳明胃经之合穴,具有健脾和胃、强壮后天的功效;三阴交为足三阴之会穴,具有滋阴养血、补益脾肾的作用;两穴相配一以振阳,一以和阴,共奏扶正理痹、通络止痛之功。石氏临床运用此法治疗带状疱疹顽固性后疼痛往往收效迅速,短期内即可痊愈。

(三) 扶正通络针法治疗带状疱疹后神经痛技术的操作

1. 器材准备

一次性无菌针灸针,直径 0.30 mm、长度 1.5 寸(40 mm);棉签、碘伏、一次性采血针、玻璃管、酒精灯、酒精棉球、治疗盘、镊子、纱布块、锐器盒等。

2. 操作步骤

(1)体位:患者根据患疱疹位置取俯卧、侧卧或仰卧位。

(2)选取穴位:① 阿是穴:指既无固定名称,亦无固定位置,而是以压痛点或病变局部或其他反应点等作为针灸施术部位的一类腧穴,又称天应穴、不定穴、压痛点等。② 龙头、龙尾穴:疱疹最先出现处为"龙尾",疱疹延伸方向之端为"龙头"。③ 中脘:在上腹部,前正中线上,当脐中上 4 寸。④ 关元:在下腹部,前正中线上,当脐中下 3 寸。⑤ 三阴交:在小腿内侧,当足内踝尖上 3 寸,胫骨内侧缘后方。⑥ 足三里:在小腿前外侧,当犊鼻下 3 寸,距胫骨前嵴外一横指。

(3)消毒:医者选取腧穴,用碘伏消毒。针刺操作前医者洗手,并用免洗速干消毒液进行双手消毒。

(4)操作

1)扶正法:嘱患者取适当的体位,充分暴露施术部位,常规消毒后用 0.30 mm×40 mm 毫针针刺中脘、关元、三阴交(双侧)、足三里(双侧),均采用捻转补法;在疱疹带的龙头、龙尾各刺 1 针,局部采用从四周向疼痛中心平刺或斜刺,刺入 20～25 mm,间距约 1.5 cm,针数视疼痛范围而定,得气后留针时间为 30 min。留针期间,用艾条在患处疼痛局部做回旋灸,时间 15～20 min,以局部皮肤潮红为宜。

2)通络法:起针后,用一次性采血针在疼痛局部点刺数次,并加拔火罐,留罐约 5 min,以出血 3～5 ml 为宜。视疱疹面积大小,决定火罐的型号和数量。

如患者诉畏寒肢冷、面色苍白、大便溏薄、小便清长、脉沉无力等阳虚证表现,可给予中脘、关元、足三里(双侧)、三阴交(双侧)施以艾条做温针灸,方法为取长度约 2 cm 艾条,套在针柄之上,与皮肤距离 2～3 cm,点燃施灸,并在艾条下的皮肤表面垫上纸板防止灼伤,20 min 后取出针。

隔日治疗 1 次,10 次为 1 个疗程。

3. 流程图

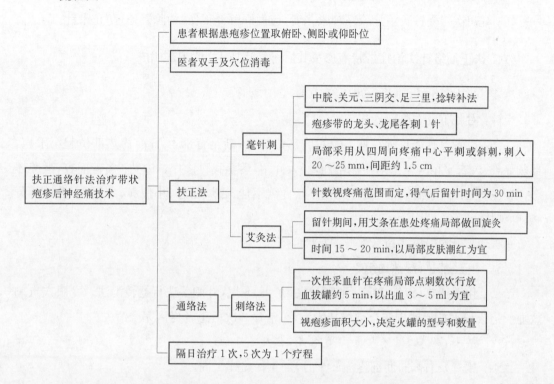

（四）扶正通络针法治疗带状疱疹后神经痛技术的关键技术环节

（1）疱疹局部围刺、浅刺，先在疱疹带的头、尾各刺 1 针，两旁则根据疱疹带的大小选取数点，向疱疹带中央沿皮刺入。

（2）围刺采取平刺法，将疱疹部位围起来，从而达到清热、解毒、消炎、止痛和防治病毒扩散、促进疱疹吸收结痂的功效。

（3）局部放血时，在疱疹集中处、疱疹延伸发展处及痒痛较为严重部位取穴。用采血针放血时，必须严格消毒，针后不宜着水，以防感染。

（4）在疱疹局部用艾条做回旋灸，以患者感觉灼热但能耐受为度，艾灸时间以局部皮肤潮红为度。

（五）注意事项及意外情况处理

（1）本病治疗越早效果越好，切忌杂方乱投。

（2）注意休息，治疗期间不宜食肥甘厚辛辣食品，饮食宜清淡，并忌食海鲜发物。

（3）疱疹局部保持干燥、清洁，忌用刺激性强的软膏涂抹患处，以防皮损范围扩大或加重病情。

（4）发病期间应保持心情舒畅，以免肝郁气滞化火而加重病情。

（5）忌用热水烫患处，内衣宜柔软宽松。

（6）对初次接受针灸治疗或精神紧张者，应做好解释工作，消除疑虑，防止晕针。

（六）扶正通络针法治疗带状疱疹及其后神经痛技术的临床应用

● **案 1** 某女，55 岁，职员。2018 年 10 月 3 日初诊。

主诉：右腋下及右胸部灼痛 5 日。

病史：患者 5 日前自觉右腋下及右胸部灼热感，渐至背部，1 日前灼热部位起小水疱，且刺痛难忍，衣服稍一摩擦则疼痛剧烈，经人介绍，遂至我科诊疗。诊见：痛苦面容，微胖体态，右乳房下及腋下密集带状红色丘疱疹、食欲不佳、心烦易怒、小便赤、大便干、舌红苔黄腻、脉细数。

中医诊断：蛇串疮　**西医诊断**：带状疱疹

辨证：肝经郁热，湿热内蕴。

治法：化湿清热，行气止痛。取阿是穴、龙头、龙尾，针刺手法行捻转泻法。龙眼穴点刺放血。疱疹局部按上述围刺合通络技术治疗，治疗 3 次后患者疼痛完全消失。

● **案 2** 某女，72 岁，退休人员。2018 年 12 月 2 日初诊。

主诉：腰背及右侧胁肋部疼痛 2 个月，加重伴瘙痒 1 周。

病史：患者 2 个月前无明显诱因出现腰背部疼痛，自行给予扶他林乳膏消炎止痛药物外用，疼痛减轻不明显，随后出现簇集性水疱，且逐渐向胁肋部延伸，至当地医院给予自制药物（药物名称不详）口服及外用，疱疹逐渐消退，疼痛较前减轻，易反复发生。1 周前患者劳累后出现腰背及右侧胁肋部疼痛加重，伴有瘙痒，灼热感，局部留有暗红斑及色素沉着，拒按，入夜加重，夜寐不安，舌暗有瘀点，脉弦细或涩。

中医诊断：蛇串疮　**西医诊断**：带状疱疹后神经痛。

辨证：血瘀证。

治法：活血祛瘀，通络止痛。嘱患者取适当的体位，充分暴露施术部位，常规消毒后用 0.35 mm×40 mm 毫针针刺关元、三阴交（双侧）、足三里（双侧）；在疱疹带的龙头、龙尾各刺 1 针，局部采用从四周向疼痛中心平刺，刺入 20～25 mm，间距约 1.5 cm，针数视疼痛范围而定，得气后留针时间为 20 min。留针期间，艾条灸关元、足三里、三阴交穴做温针灸，取约 2 cm 长的艾条一段，套在针柄之上，均应距皮肤约 3 cm，再从其下端点燃施灸。如患者觉灼烫难忍，可在该穴区置一硬纸片，以稍减火力。并在疱疹局部做回旋灸，时间 15～20 min，以局部皮肤潮红为宜。出针后，在疼痛部位用一次性采血针点刺数次放血，拔罐 5 min，以出血 3～5 ml 为宜，视疱疹面积大小决定火罐的型号和数量。治疗隔日 1 次，10 次为 1 个疗程。1 个疗程后患者局部疼痛不明显，色素沉着部位色泽变淡，且范围变小。不影响夜间休息及日常生活能力提高。后期随访，未再复发。

二、项三针合肩三穴治疗颈肩肌筋膜疼痛综合征技术

(一)石跃对颈肩肌筋膜疼痛综合征的认识

肌筋膜疼痛综合征是肌肉、肌腱及筋膜等软组织的慢性疼痛,可伴随有相应部位的牵涉性疼痛,肢体活动度出现异常,局部可出现 1 个或多个扳机点(又称激痛点),部分患者会因疼痛而影响睡眠。本病作为慢性软组织疼痛性疾病,发病率高,无论何种年龄段人群均有发病可能,影响生活质量,严重者甚至影响患者精神状态。

本文中所论的颈肩肌筋膜疼痛综合征是以颈肩部的疼痛不适、肌肉僵硬紧张、关节活动不利为主症,特征性症状是在疼痛累及的颈肩部相关肌肉处有一个或多个扳机点。常见的病因当属慢性劳损,如长期低头伏案工作的人员,相关肌肉长期处于持续牵拉状态,慢性劳损使无菌性炎症随之产生,因此该类人群为本病的易患人群;长期遭受潮寒湿冷侵袭也极易引发本病,寒风、阴冷潮湿的环境使肌肉挛缩,软组织缺血缺氧,机体循环发生障碍,产生无菌性炎症。此外,跌仆损伤、突如其来的外力暴击、超负荷的重力压迫,以及超过软组织生理范围的过度牵拉、扭转,均可造成损伤,受损软组织迁延不愈,导致本病的出现。由于该病机制较为复杂,慢性疼痛迁延不愈,药物的治疗虽然有一定的疗效,但其远期效果不佳,且副作用较大;物理疗法虽痛苦较小,但也存在一定的缺陷,如治疗周期一般较长,患者依从性较差。因此,如何安全且有效地治疗颈肩肌筋膜疼痛综合征成为目前疼痛学研究的重点内容。针灸具有疗效显著、操作安全、经济实用、适应证广泛等优点,逐步被人接纳、认可。

(二)项三针合肩三穴治疗颈肩肌筋膜疼痛综合征技术的简介

石氏认为本病多为劳逸不当,气血筋骨活动失调,寒湿侵袭痹阻络脉,久而不散,肌筋损伤,加之长期劳损,气血不运,寒湿并病,筋骨懈怠,引起经络不通、脉络不荣而为病。针对这些病因病理,石氏根据本病的临床特点,在总结前人经验,继承古医书的理论基础上发挥和创新。治疗时强调着眼于整体,重视局部肌肉解剖,采用分段、分重点的针刺方案,摸索出一套实用而又行之有效的"项三针合肩三穴针法"。

项三针三个穴位均位于后颈部,治疗时平行于人体冠状面刺入,横向贯穿足太阳膀胱经、颈部夹脊穴和督脉,达到疏通背部经络气血的目的,又可直接作用于肌肉、韧带、筋膜之间,改善头颈部血液循环及供给,提高局部组织代谢能力,以起到消除局部水肿、缓解痉挛的肌肉、松解粘连的软组织、提高机体自身痛阈的目的。肩三穴即大椎、肩井、肩外俞三穴。大椎穴为"三阳督脉之会",人体所有的阳经均交汇于此,阳气主运行,气能行血,气行可促进血行流畅,气血畅通则瘀去新生,针刺大椎穴既可调节人体阴阳,又具有活血祛瘀通络的作用,使颈部的血液循环得到改善;肩井乃胆经穴,其所在经脉巡行路线"循颈""至肩上",

经络所过，主治所及。肩井穴为手足少阳、足阳明和阳维四脉交汇之所在，诸条阳经会于此穴，故其所治病证极为广泛，犹如疾病之市集，故此穴名曰"肩井"。针刺该穴可疏通经脉气血、行气散结、消肿止痛，配合恢刺这一特殊针刺手法，刺激强烈，使经气激荡，血行流畅，气血畅通无阻则颈肩酸痛重胀自消。肩外俞属小肠经，其经脉循行走向"出肩解，绕肩胛，交肩上""从缺盆循颈"，经络所过，主治所及，其深部肌肉为斜方肌和菱形肌，针刺可缓解肌肉痉挛拘急，缓急止痛。以诸穴为主，辅以邻近阿是穴，配合相应针刺方法，施以平补平泻手法，加局部火罐，旨在疏通经络、祛风散寒、调畅气血，达到通痹止痛的目的。

(三) 项三针合肩三穴治疗颈肩肌筋膜疼痛综合征技术的操作

1. 器材准备

一次性无菌针灸针，直径 0.30 mm，长度 1.5 寸(40 mm)、3 寸(75 mm)两种规格；棉签、碘伏、酒精灯、酒精棉球、治疗盘、镊子、锐器盒等。

2. 操作步骤

(1) 体位：患者取坐位。

(2) 选取穴位：项三针包括风池穴和两个经外奇穴；肩三穴即为大椎、肩外俞、肩井三穴。① 项 1 针即风池穴：胸锁乳突肌与斜方肌之间凹陷中，平风府穴处。② 项 3 针：风池穴正下方，斜方肌的外侧前缘凹陷处取第 3 穴，此穴约平第 5、第 6 颈椎棘突间。③ 项 2 针：于风池穴和项 3 针中点部位取该穴，此穴约与第 3、第 4 颈椎棘突间相平，被命名为新识穴（出自程莘农主编的《中国针灸学》），又名新设穴（出自朱琏主编的《新针灸学》）。④ 大椎：第 7 颈椎棘突下。⑤ 肩外俞：第 1 胸椎棘突下旁开 3 寸。⑥ 肩井：大椎穴与肩峰连线的中点。

(3) 消毒：医者选取腧穴，用碘伏消毒。针刺操作前医者洗手，并用免洗速干手消毒液进行双手消毒。

(4) 操作

1) 项三针：选取 3 寸毫针，采用横向透刺法，由穴位一侧直刺进针，透皮后，将针柄平行于人体冠状面进针，进针要缓慢，边进针边时刻观察进针方向，使针柄始终保持与冠状面平行刺入，由浅即深穿过筋膜、斜方肌、头夹肌、头半棘肌和项韧带等软组织，针尖刺达另一侧对称的穴位。操作过程中，押手应始终置于另一侧对应穴位处仔细感受针尖位置，保证针尖停于皮下而不透出皮外。

2) 肩三针：选取 1.5 寸毫针，以肩三穴为取穴基本点，并仔细触诊探寻患者肩背部僵硬拘挛肌肉上的扳机点，将针从筋结条索旁刺入，行提插捻转手法，患者出现酸、麻、胀、沉、窜等任一针感后，再将针提至皮下，刺入筋结条索的另一旁。治疗肌肉附着部位的扳机点时，针刺深度须触及骨面，切记不可向下深刺。留针 20 min，其间行针 1 次。

3) 刺络拔罐法：出针后，在治疗区域施以火罐吸拔，停留 10 min 起罐。

每日针刺 1 次，10 日为 1 个疗程，每疗程间隔 2 日。

3. 流程图

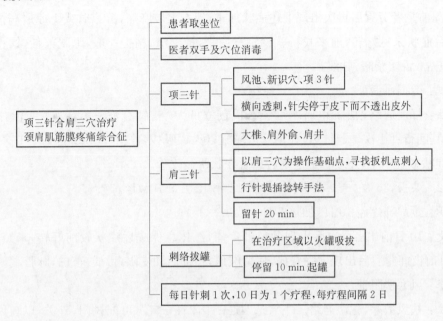

（四）项三针合肩三穴治疗颈肩肌筋膜疼痛综合征技术的关键技术环节

（1）横向透刺法是由穴位一侧沿水平方向平行进针，穿过软组织，针尖直达对侧相应穴位，而不透出对侧皮肤。

（2）在治疗时着重强调押手的作用，信其左甚于信其右。针刺前，先用押手"扪而循之，爪而下之"，仔细循按拘挛的肌肉条索、结节，寻找扳机点。

（3）针刺得气程度要合理掌握，以持续而和缓的得气为宜，针感不宜太强，也不能太弱。

（4）针刺扳机点时，刺入深度须触及于骨面。

（五）注意事项及意外情况处理

（1）患者若饥饿、过度紧张或行针手法过于强烈可能会出现晕针。

（2）若针刺治疗前未检查针具或受试者治疗时随意变换姿势，可能导致针体过度扭曲而断针。

（3）若进行肩背部针刺时，进针角度错误或行针幅度过大，可导致气胸。

当上述各种针刺不良反应出现时，应立即停止针刺或停止行针，退出全部已刺之针，并及时给予对症处理。

（六）项三针合肩三穴治疗颈肩肌筋膜疼痛综合征技术的临床应用

- 案1 某男，53岁，职员。2012年3月18日初诊。

主诉：颈肩部疼痛3年，加重伴右上肢麻痛1周。

病史：3 年前患者劳累后出现颈肩部疼痛，经休息或口服药物（药物名称不详）治疗后好转，1 周前患者劳累后再次出现上述症状加重，伴右上肢麻痛，劳累时或受凉后病情加重，经休息后症状未见好转，前来我科就诊。发病来，神志清，精神一般，睡眠欠佳，饮食一般，大小便正常，舌质紫暗，脉涩。

辨证：劳损血瘀证。

治法：舒筋通络，祛瘀止痛。给予石氏创立的"项三针合肩三穴"为主穴治疗，留针 20 min，其间行针 1 次。起针后，在治疗区域施以火罐吸拔，停留 10 min 起罐。1 次治疗后患者诉症状减轻一半，连续 1 个疗程后患者症状明显改善。

● 案 2　某女，36 岁，专业技术人员。2013 年 12 月 9 日初诊。

主诉：颈肩部疼痛 10 日，加重 2 日。

病史：10 日前患者受凉后出现颈肩部疼痛，经休息保暖后症状较前好转，未经系统诊治。2 日前夜寐露肩后出现项强脊痛，肩臂酸痛，颈部活动受限，舌淡，苔白，脉弦紧。

辨证：风寒痹阻证。

治法：祛风散寒，化湿通络。主穴选"项三针合肩三穴"，可配风门、外关，以疏风解表、通经活络。留针 20 min，其间行针 1 次。起针后，在治疗区域施以火罐吸拔，停留 10 min 起罐。1 次治疗后患者诉症状明显减轻，第 2 次治疗后症状不明显，后再巩固 1 次治疗，患者症状痊愈，半个月后随访未在出现类似症状。

第三节 · 练习与考核

一、扶正通络针法治疗带状疱疹后神经痛技术

（一）实训操作评分标准

姓名：　　　　　　　　　　年级专业：　　　　　　　　　学号：

项　目	操作技术要求	分　值	得　分	备　注
人文素质	着装整齐，干净卫生，仪态得体，关爱受针者	5		
无菌观念	施术前后双手消毒，穴位消毒一穴两签，消毒顺序和范围不小于 5 cm²，消毒后物品摆放顺序、方法、位置正确	10		
扶正法	1. 选择合适体位	5		
	2. 准确选取中脘、关元、足三里、三阴交的位置	10		
	3. 操作者平心静气，全神贯注，并获得受针者的配合；操作者正确持针，针刺入时手法熟练、正确，刺入深浅合适	10		
	4. 疱疹局部行围刺，刺入 0.5～1.2 寸，及时询问是否有不适感	10		
通络法	1. 正确选择龙头、龙尾处，各刺 1 针	5		
	2. 疱疹局部部从四周向中心围刺	5		
温通法	艾条在疱疹局部回旋灸，以皮肤潮红为度，注意防止艾灰脱落	10		

（续表）

项　目	操作技术要求	分　值	得　分	备　注
刺络强通法	在龙头、龙尾及疱疹局部快速点刺并拔罐，罐具选择大小、数量合适	10		
龙眼放血	1. 龙眼放血，点刺速度轻快，出血 2～3 滴	5		
	2. 医疗垃圾处理正确	5		
整体质量	关注患者舒适；与患者交流用语规范、自然、针对性强；操作流程熟练；动作敏捷迅速、连贯、正确	10		
合　计		100		

（二）思考与练习

（1）在扶正通络针法治疗带状疱疹后遗神经痛技术中，"扶正通络针法"的立论依据是什么？

（2）石氏采用扶正通络针法治疗带状疱疹后遗神经痛的技术特色是什么？

■ 二、项三针合肩三穴治疗颈肩肌筋膜疼痛综合征技术

（一）实训操作评分标准

姓名：　　　　　　　　　年级专业：　　　　　　　　　学号：

项　目	操作技术要求	分　值	得　分	备　注
人文素质	着装整齐，干净卫生，仪态得体，关爱受针者	10		
无菌观念	施术前后双手消毒，穴位消毒一穴两签，消毒顺序和范围不小于 5 cm²，消毒后物品摆放顺序、方法、位置正确	10		
项三针	1. 选择合适体位	10		
	2. 准确选取风池、新识穴、项 3 针的位置	10		
	3. 操作者平心静气，全神贯注，并获得受针者的配合；操作者正确持针，针刺入时手法熟练、正确，刺入深浅合适	10		
	4. 针尖刺达另一侧对称的穴位，及时询问是否有不适感	10		
肩三针	1. 正确选择大椎、肩外、肩井俞为基础点，寻找扳机点刺入	10		
	2. 行针提插捻转手法操作熟练	10		
刺络拔罐	1. 在治疗区域行刺络拔罐，点刺迅速，火罐留罐 10 min，起罐正确	5		
	2. 医疗垃圾处理正确	5		
整体质量	关注患者舒适；与患者交流用语规范、自然、针对性强；操作流程熟练；动作敏捷迅速、连贯、正确	10		
合　计		100		

（二）思考与练习

（1）列出项三针合肩三穴治疗颈肩肌筋膜疼痛综合征技术中项三针、肩三穴具体定位。

（2）在项三针合肩三穴治疗颈肩肌筋膜疼痛综合征技术中进行肩背部针刺时注意事项是什么？

第十章
张淑君

第一节 · 学术思想概要

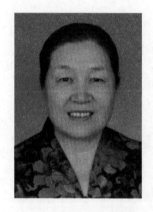

  张淑君,河南中医药大学教授,硕士研究生导师,针灸学基础课程负责人。从事针灸教学、临床、科研工作30余年,对针灸治疗风湿免疫病有独到之处,尤其总结出类风湿关节炎的针刺治疗方法。张氏认为本病一定要强调早期诊断,尽早治疗,控制病情发展;并根据中医学的整体观念和辨证施治,指出了风、寒、湿等外邪侵袭,痹阻经络、肌肉、筋骨、关节再加之于正气不足、卫外不固等内、外因素,结合多年的临床经验,提出了"三部针刺法"治疗类风湿关节炎。其治疗目的在于减轻关节疼痛、肿胀;缓解症状及其他伴发症状;控制和减少病情活动,防止疾病发展,阻止发生不可逆的骨改变;保持和恢复关节功能,保护关节、肌肉的活动能力,改善和提高患者的生活质量。张氏对"三部针刺法"的治疗方法进行了系统的、规范的临床研究,取得了比较满意的临床效果。该法为河南中医管理局的适应项目,在河南省对基层医师进行特色技术培训,成果在教学使用。又先后获得了河南省科学技术厅、河南省教育厅、河南省中医管理局的立项资助。

  张氏在总结古代医家针刺治疗痹证的经验基础上,提出了"三部针刺法"的理念,并通过采用三个部位的腧穴进行针刺治疗,不仅达到通痹止痛、抗炎消肿、疏通经络、调和气血的作用;而且又改善机体的免疫功能,增强机体的抗病能力;有效地控制类风湿关节炎的临床症状,提高了患者的生活及生存质量;临床研究显示三部针刺法治疗类风湿关节炎有效,并通过动物实验研究验探讨针灸治疗类风湿关节炎机制。在国家级学术刊物上发表学术论文数67篇,主编河南中医药大学的特色教材《经络腧穴学》和《实用中西医糖尿病学》等专著,获实用新型专利3项。

· 第二节 · 针灸特色技术 ·

■ 三部针刺法治疗类风湿关节炎技术

（一）张淑君对类风湿关节炎的认识

类风湿关节炎是一种病因不明的自身免疫性疾病，主要以对称性、慢性、多滑膜关节炎和关节外病变为主要临床表现，基本病理改变为关节滑膜的慢性炎症、血管翳形成，并逐渐出现关节软骨和骨破坏，最终导致关节畸形和功能丧失。发病率 0.34%～0.36%，对劳动力影响很大，严重危害人们的身体健康和心理健康。在成人任何年龄都可发病，80% 发病于35～50 岁，然而 60 岁以上者的发病率明显高于 30 岁以下者，女性患者约 3 倍于男性。随着我国老龄化人群的增加、生活节奏的加快、心理压力的增大，类风湿关节炎的患者也越来越多。因此，风湿免疫病则成为困扰人类身心健康的重大问题，已成为世界性的公关难题。现本病还不能被根治，医生的治疗只能是防止关节不被破坏，最大限度提高患者的生活质量。

目前类风湿关节炎的治疗多采用非甾体抗炎药、慢作用抗风湿药、糖皮质激素及生物制剂等药物，而这些药物虽然能够有一定的疗效，但长期服用容易产生毒副作用，造成肝、肾功能损害等不良反应。而中医药为主的综合治疗优势逐渐被人们所认可，尤其是针刺疗法在临床实践中对类风湿关节炎有较好的疗效，适合长期运用，安全且无毒副作用，并能保护关节不被破坏，控制病情发展。因其具有自然、安全、经济、疗效显著等优点，因此，对改善生活的质量有着重要意义。

（二）三部针刺法治疗类风湿关节炎技术简介

中医古代文献中无类风湿关节炎的病名，结合患者关节疼痛、肿胀、僵硬等临床表现，可归属于"痹证"的范畴。《素问·痹论》曰："风寒湿三气杂至，合而为痹。"《诸病源候论·风痹候》载："痹者，风寒湿三气杂至。合而成痹，其状肌肉顽厚，或疼痛，由人体虚，腠理开，故受风邪也。"《灵枢·百病始生》曰："邪之所凑，其气必虚。"指出痹证的发生，主要是由正气不足，感受风、寒、湿等邪气所致，痹阻经络、肌肉、筋骨、关节。因此痹证的治疗关键在于祛风散寒、除湿通痹，抗炎消肿，疏通经络、调和气血，改善关节功能活动。

三部针刺法治疗类风湿关节炎技术是张氏在中医整体观念和辨证治疗原则指导下，选择对于临床疗效至关重要的三个部位的腧穴进行针刺治疗。针刺背腰部腧穴可通调督脉，振奋阳气，运行气血，调补肾气，强壮腰脊，调节脏腑功能；针刺上肢腧穴可调节阳经经气，进行透刺疗法，以祛邪外出、清热解毒、消肿止痛，脉道通利则肿痛自除；针刺下肢部腧穴可平衡阴阳，健脾和胃，补气活血，使气血通调，筋骨得养。三部诸穴合用，共奏鼓舞阳气、调和气血、化痰逐瘀、祛风除湿、消肿止痛的作用，直达病机，达到治愈或缓解患者的病情。

选择背部腧穴大椎、命门重在通调督脉，温督补阳。督脉为"诸阳之会"，总督一身之阳，具有鼓舞患者正气、调整机体阳气、推动气血运行之功。上肢和下肢部的对穴运用透刺的针刺方法，一针透多穴或多经，可使脏腑与经络、经络与经络、腧穴与腧穴得到沟通交融，营卫气血得以通畅，达到多经之间同时得气，扩大针刺效应范围，提高针刺疗效。

三部针刺法治疗类风湿关节炎技术能抗炎、消肿、止痛、改善关节功能活动，改善微循环，针后可直达病所、奏效快捷，有效控制类风湿关节炎的临床症状，提高患者的生活及生存质量，是一种有效的非药物自然的绿色疗法。

（三）三部针刺法治疗类风湿关节炎技术的操作

1. 器材准备

一次性无菌针灸针，直径 0.35 mm，长度 1 寸（25 mm）、1.5 寸（40 mm）和 2 寸（50 mm）三种规格；棉签、碘伏、治疗盘、镊子、锐器盒等。

2. 操作步骤

（1）体位：患者取俯卧位或坐位。

（2）选取穴位

1）背腰部腧穴：① 大椎：在第 7 颈椎棘突下凹陷处。② 至阳：在第 7 胸椎棘突下凹陷处。③ 命门：在第 2 腰椎棘突下凹陷处。④ 腰阳关：在第 4 腰椎棘突下凹陷处。

2）上肢部腧穴：① 肩髃：在肩峰端下缘当肩峰与肱骨大结节之间，上臂向外平举时，肩部前方的凹陷处。② 肩髎：在肩峰端下缘当肩峰与肱骨大结节之间，上臂向外平举时，肩部后方的凹陷处。③ 曲池：在肘横纹中，当尺泽与肱骨外上髁连线之中。④ 小海：在肘横纹内侧端，当尺骨鹰嘴和肱骨内上髁之间凹陷中。⑤ 合谷：在第 1、第 2 掌骨之间，约平第 2 掌骨中点的桡侧缘处。⑥ 后溪：在第 5 掌指关节后尺侧的远侧掌心纹头的赤白肉际处。⑦ 外关：在腕背横纹上 2 寸，尺骨与桡骨之间。

3）下肢部腧穴：① 阳陵泉：在下肢当腓骨头前下方凹陷处。② 阴陵泉：在胫骨内侧髁下方凹陷处。③ 悬钟：在外踝高点上 3 寸，腓骨前缘之凹陷处。④ 三阴交：在内踝高点上 3 寸，胫骨内侧面的后缘凹陷中。⑤ 昆仑：在外踝与跟腱之间凹陷处。⑥ 太溪：在内踝与跟腱之间凹陷处。⑦ 足三里：在犊鼻穴下 3 寸，胫骨前嵴外一横指处。

（3）消毒：医者选取腧穴，用碘伏消毒。针刺操作前医者洗手，并用免洗速干手消毒液进行双手消毒。

（4）操作

1）第一部：在背腰部的大椎、至阳向上斜刺进针 0.5～1 寸，命门、腰阳关直刺 1～1.5 寸，行针采用插捻转泻法，轻插重提深度为 0.5～1 寸，拇指向后捻转角度为 360°以内，局部产生酸胀感；留针 30 min，每隔 10 min 行针 1 次，出针后，用消毒干棉球按压针孔。

2）第二部：上肢部采用肩髃透肩髎、曲池透小海、合谷透后溪的治疗方法，从位于在上肢外侧面前缘的腧穴向上肢外侧面后缘的腧穴方向进行透刺 1～1.5 寸,外关直刺 0.8～1 寸。

3) 第三部:下肢部采用阳陵泉透阴陵泉、悬钟透三阴交、昆仑透太溪的治疗方法,从位于在下肢外侧的腧穴向下肢内侧的腧穴方向进行透刺 2～3 寸;足三里直刺 1～2 寸。

第二部和第三部的上肢、下肢的腧穴进行透刺时均采用提插捻转泻法,轻插重提幅度为 0.5～1.5 寸,拇指向后捻转角度为 360°以内;单穴外关用强刺激提插捻转泻法,足三里用平补平泻法。留针 30 min,每隔 10 min 行针 1 次,出针后,用消毒干棉球按压针孔。根据病变的关节部位,可适当选择其中一组或几组治疗,如患者只是肘关节和膝关节肿痛,上述方中只需针刺曲池透小海、阳陵泉透阴陵泉即可。

每日针刺 1 次,30 日为 1 个疗程,每疗程间隔 2 日。

3. 流程图

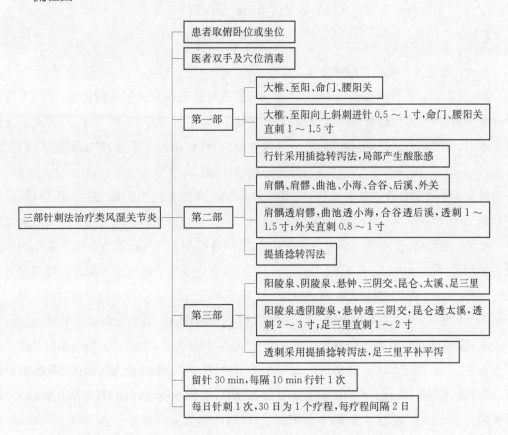

(四) 三部针刺法治疗类风湿关节炎技术的关键技术环节

(1) 针刺治疗的时间宜选择在上午。

(2) 针刺前患者要取合适的体位,腧穴定位要准确,针刺深度、方向要恰当。

(3) 对针刺得气的程度要适合病情的需要,得气后针感不宜太强,要持续而和缓。

（五）注意事项及意外情况处理

（1）针刺前医者应认真仔细检查针具，对不符合质量要求的针具及时剔除。

（2）患者初次接受治疗畏针者，要消除患者对针的顾虑，选择舒适持久的体位，选穴宜少，手法宜轻。避免手法过重或时间过长而造成疼痛。

（3）操作时，严格按照要求进行，尤其是背腰部督脉经腧穴，针刺时，一定要掌握针刺的方向和深度，以防刺伤脊髓。

（4）针刺过程中，嘱患者不要随意变动体位。

（5）针刺上、下肢腧穴时，要避开血管和神经；出针时用消毒干棉球按压针孔，避免出血，引起血肿。

（六）三部针刺法治疗类风湿关节炎技术的临床应用

● **案1** 某女，63岁，退休工人。2017年8月15日初诊。

主诉：四肢关节间断性疼痛2年余。

病史：2年前患者四肢多关节间断性疼痛，但近日来无明显诱因病情加重，致使出现双手近端指关节肿胀疼痛，曾经给以口服药物（具体不详）进行治疗，效果不佳，患者关节仍然疼痛难忍，夜间相对减轻，但晨起时关节僵硬，活动后症状减轻。精神欠佳、面色少华、饮食尚可、口干口苦、入睡困难、舌质淡暗、苔黄厚腻、脉沉滑。

辨证：肝肾亏虚型。患者因正气不足，肝肾亏虚，感受风寒之邪，致使经脉不通，不通关节则痛。

治法：通经络，止疼痛。采用三部针刺法，选用背腰部、上肢部、下肢部三个部位的腧穴进行针刺，留针30 min，每日1次。治疗30日后，患者自觉关节疼痛症状减轻。按照上方再行针刺治疗第二疗程，疼痛缓解，效果满意。

● **案2** 某男，55岁，自由职业。2013年12月8日初诊。

主诉：双手关节疼痛1个月。

病史：1个月前无名原因突然出现双手关节疼痛，近日来由于天气寒冷，双手多个指间、掌指关节疼痛，晨僵，早晨起床疼痛明显，活动后症状减轻，晨起时有头昏、头晕、心慌、精神欠佳，纳差，舌质淡红，苔薄白，脉沉细。

辨证：寒湿阻络型。患者因气候寒冷，感受风、寒、湿邪，导致气血运行不畅，经络闭阻不通，产生肌肉、筋骨、关节疼痛。

治法：疏通经络，调和气血。采用三部针刺法改善关节功能活动，选用背腰部、上肢部、下肢部三个部位的腧穴进行针刺。留针30 min，每日1次，30日为1个疗程。经治1个疗程后，患者自觉关节疼痛症状减轻。按照上方再行针刺治疗第2疗程，疼痛缓解，效果较好。

第三节 · 练习与考核

■ 三部针刺法治疗类风湿关节炎技术

（一）实训操作评分标准

姓名：　　　　　　　　　　年级专业：　　　　　　　　　　学号：

项　目	操作技术要求	分　值	得　分	备　注
人文素质	着装整齐，干净卫生，仪态得体，关爱受针者	5		
无菌观念	施术前后双手消毒，穴位消毒一穴两签，消毒顺序和范围不小于5 cm²，消毒后物品摆放顺序、方法、位置正确	5		
第一部	1. 选择合适体位	5		
	2. 准确选取大椎、至阳、命门、腰阳关	10		
	3. 行针采用捻转提插法，局部产生酸胀感，及时询问是否有不适感	10		
	4. 操作者平心静气，全神贯注，并获得受针者的配合；操作者正确持针，刺入时手法熟练、正确，刺入深浅合适	10		
第二部	1. 准确选取肩髃、肩髎、曲池、小海、合谷、后溪、外关	10		
	2. 透刺方向正确，行针采用捻转提插泻法熟练	10		
第三部	1. 准确选取阳陵泉、阴陵泉、悬钟、三阴交、昆仑、太溪、足三里	10		
	2. 透刺方向正确，透刺采用捻转提插泻法，足三里平补平泻操作熟练	10		
	3. 医疗垃圾处理正确	5		
整　体	关注患者舒适；与患者交流用语规范、自然、针对性强；操作流程熟练；动作敏捷迅速、连贯、正确	10		
合　计		100		

（二）思考与练习

（1）试述在三部针刺法治疗类风湿关节炎技术中，何为"三部"？三部的腧穴是什么？

（2）三部针刺法所选用腧穴的机制是什么？

（3）实践三部针刺法治疗类风湿关节炎技术的操作方法。

本书配套数字教学资源

微信扫描二维码，加入中原医家针
灸特色技术读者交流圈，获取配套
教学视频资料，夯实基础知识

第十一章
周友龙

第一节·学术思想概要

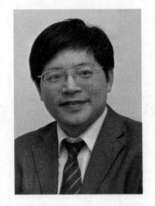

周友龙,医学博士,河南中医药大学教授,博士研究生导师,北京宣武医院博士后,牛津大学疼痛科访问学者,国家"十二五"重点专科学术带头人。中华中医药学会疼痛专业委员会副主任委员、河南省中西医疼痛学会主任委员、河南省疼痛学会副主任委员。河南省中医药十大领军人物之一。擅长运用各种保守及介入疗法综合治疗腰椎间盘突出症、颈椎病、膝骨关节炎、强直性脊柱炎、风湿关节痛等。

周氏对踝三针治疗腰椎间盘突出症根性痛做了20余年深入研究,依据传统中医经络、皮部理论,结合现代医学神经分布区理论,创建踝三针穴位,按照"循经分部,通督化瘀"的原则,采用"以经刺皮"的针法。该方法通过特定手法运用到特定穴位达到通经活络、行气止痛的功效,形成踝三针治疗腰椎间盘突出症根性痛的特色技术,实效性经过了大样本临床研究证实。该方法作为国家中医药管理局百项基层推广适宜技术,从2007年起开始在全国推广,在广大基层得到普及,成果在基层医师培训中使用,先后获得河南省科学技术厅、河南省中医管理局立项资助并多次获奖。

周氏在总结古代医家针刺经验基础上,提出踝三针的概念,即在踝上4寸足三阳经上分别定位并命名为根痛1、根痛2和根痛3,快速进针,然后快速捻转。受腕踝针法的进针方式启发,设计出向上平刺、静止留针,减少了进针数,提高了治病的效果。周氏作为臭氧水发生仪和踝三针疗法的研发者,先后承担省级课题6项,成果奖5项,出版专著3部,发表论文50篇(其中SCI论文3篇,核心期刊20篇)。获国家发明专利1项。培养40余名研究生,其中博士2名,并招收博士后进站工作。

· 第二节·针灸特色技术 ·

■ 踝三针治疗腰椎间盘突出症根性痛技术

（一）周友龙对腰椎间盘突出症根性痛的认识

腰椎间盘突出症是指在内外多种因素作用下腰椎间盘各部分（髓核、纤维环及软骨板），尤其是髓核，有不同程度的退行性改变后，在外力因素的作用下，椎间盘的纤维环破裂，髓核组织从破裂之处突出（或脱出）于后方或椎管内，导致相邻脊神经根遭受刺激或压迫，从而产生腰部疼痛，一侧下肢或双下肢麻木、疼痛等一系列临床症状。腰椎间盘突出症根性疼痛系腰椎间盘突出，压迫神经根导致出现的疼痛，多表现为腰腿痛，一侧腰部向臀部和下肢的放射性疼痛。压迫是始动因素，炎性刺激是疼痛的主要原因，免疫反应是协同因素。

腰椎间盘突出症对应中医病名为腰痛，是指表现为腰骶部疼痛的一种病证，轻者仅腰部疼痛，坐位时加重，卧位时减轻，严重者疼痛可以向下肢放射，是临床常见病证之一，虽不属于危重疾病，但常妨碍人们的正常生活、工作、学习和健康，并能加重或诱发下肢麻木、乏力、发凉、肿胀等。本病发病率高，在全世界，腰痛发生率高达 18%。无论健康与否，男性或女性，老人或青年，城市人或乡村人均可发生。随着人们对健康的日益重视，腰椎间盘突出症根性痛的治疗已成为亟待解决的问题。

长期腰痛可导致体力下降、生活不便，劳动能力丧失，甚至产生抑郁、焦虑等症。目前腰痛的治疗多采用口服非甾体抗炎药，这些疗法易产生耐药性和造成胃肠消化道、肝肾损害。本病以中医药为主的综合治疗，包括合理膳食、适当运动和针灸、推拿、气功、理疗等，因其自然、安全、经济、疗效显著，对控制患者病情发展、改善生活质量有着重要意义。

（二）踝三针治疗腰椎间盘突出症根性痛技术简介

周氏在多年治疗腰椎间盘突出症根性痛临床实践的基础上，以中医学"经络""皮部""标本"等理论为指导，结合现代医学神经分布理论，发明了对腰椎间盘突出症根性痛有特效镇痛作用的针法。踝三针是根痛 1（位于足阳明胃经）、根痛 2（位于足少阳胆经）、根痛 3（位于足太阳膀胱经）三穴的合称，$L_{3/4}$ 椎间盘突出症取根痛 1，$L_{4/5}$ 椎间盘突出症取的根痛 2，L_5/S_1 椎间盘突出症取根痛 3。若多节段突出，则综合选穴。踝三针治疗腰椎间盘突出症根性痛技术被列为"国家中医药管理局百项中医临床实用推广项目""国家中医药继续教育项目"，临床观察课题项目获得河南省中医管理局中医药科技奖一等奖。踝三针法具有镇痛起效快、镇痛效果明显、维持时间长、刺激小、无毒副作用、操作简便等特点。

(三) 踝三针治疗腰椎间盘突出症根性痛技术的操作

1. 器材准备

一次性无菌针灸针,直径 0.35 mm、长度 3 寸(75 mm);棉签、碘伏、治疗盘、耳穴贴、镊子、锐器盒等。

2. 操作步骤

(1) 体位:患者取侧俯卧位。

(2) 选取穴位:① 根痛1:外踝上 4 寸,即丰隆下 4 寸。② 根痛 2:即阳辅穴,在小腿外侧,当外踝尖上 4 寸,腓骨前缘稍前方。③ 根痛 3:昆仑穴上 4 寸,昆仑穴在足部外踝后方,当外踝尖与跟腱之间的凹陷处。三穴分别在足三阳经上,根据患者突出节段不同、引起神经根疼痛位置不同而定根痛 1 或根痛 2 或根痛 3。

(3) 消毒:医者选取腧穴,用碘伏消毒。针刺操作前医者洗手,并用免洗速干手消毒液进行双手消毒。

(4) 操作:医者左手提捏起进针部皮肤,右手持针,针体与皮肤呈 15°角快速刺透表皮,向上浅表缓慢刺入,进针长度为 70 mm,以 200~300 次/分速度快速捻针,幅度 360°~720°,每次连续捻转 3 min,不提插,留针 30 min,每隔 10 min 行针 1 次。

每日 1 次,10 次为 1 个疗程,每疗程间隔 2 日。

3. 流程图

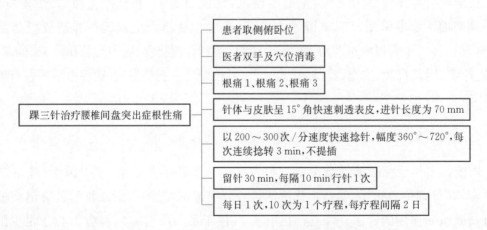

4. **适宜证** ① 年龄 20~65 岁之间的患者。② 腰椎间盘突出症并伴有根性痛者。③ 疼痛程度评分标准≥3 分者。

5. **禁忌证** ① 妊娠或哺乳期妇女。② 合并心血管、脑血管、肝、肾等严重原发性疾病,神经症及精神病患者。③ 腰椎间盘突出症突出物钙化、侧隐窝狭窄、椎管狭窄、梨状肌综合征、干性坐骨神经痛者,肿瘤、结核、腰椎滑脱。④ 确诊为腰椎间盘突出症但不伴有根性疼痛患者。

(四) 踝三针治疗腰椎间盘突出症根性痛技术的关键技术环节

(1) 与下肢平行向心平刺进针,深度 2.5～3 寸。

(2) 快速小幅度捻转行针。

(3) 根据突出部位选择穴位。

(五) 注意事项及意外情况处理

3 小时内针眼处不可接触水、不可局部揉按,若疼痛剧烈半小时内不缓解可以留针 24 小时,注意用医用胶布将针柄紧贴小腿固定。

(六) 踝三针治疗腰椎间盘突出症根性痛技术的临床应用

● **案** 某男,41 岁,工人。2014 年 12 月 5 日初诊。

主诉:腰痛 20 年。

病史:由于工作强度大,腰部长期负重,致腰痛伴右下肢痛麻 20 余年,每日需服用止痛药方能缓解,伴腰部屈伸不利,舌质暗红、苔薄、脉涩。查体:右侧直腿抬高试验阳性,仰卧挺腹试验阳性,腰骶叩击征阳性,梨状肌紧张试验阴性,"4"字试验阴性,腰椎 CT 示:$L_{4～5}$ 椎间盘突出压迫神经根。

辨证:患者劳累过度,腰部受累,致局部经脉受损,血溢于脉外,阻碍气血,气血不通则痛。

治法:活血化瘀,通络止痛。选用肾俞、大肠俞、风市及根痛 2 等穴。治疗前直腿抬高 40°,治疗后直腿抬高 60°。经 20 次治疗后可完全摆脱止痛药,又巩固 10 次,共计治疗 30 次诸症悉除,直腿抬高达 70°。

第三节 · 练习与考核

■ 踝三针治疗腰椎间盘突出症根性痛技术

(一) 实训操作评分标准

姓名:　　　　　　　　　年级专业:　　　　　　　　　　　学号:

项　目	操作技术要求	分　值	得　分	备　注
人文素质	着装整齐,干净卫生,仪态得体,关爱受试者	10		
无菌观念	施术前后双手消毒,穴位消毒一穴两签,消毒顺序和范围不小于 5 cm²,消毒后物品摆放顺序、方法、位置正确	10		

（续表）

项　目	操作技术要求	分　值	得　分	备　注
毫针操作	1. 选择合适体位	10		
	2. 准确选取根痛 1、根痛 2、根痛 3	10		
	3. 操作者平心静气，全神贯注，并获得受针者的配合；操作者正确持针	10		
	4. 刺入时角度 15°，向上浅表缓慢刺入，进针长度为 70 mm，针刺角度、深度合适，及时询问患者是否有得气感，是否有不适感	10		
	5. 以 200～300 次/分速度快速捻针，幅度 360°～720°，每次连续捻转 3 min	10		
	6. 出针时棉球按压穴旁皮肤，刺手捏持针柄，将针缓慢退至皮下，快速出皮肤，按压针孔	10		
	7. 医疗垃圾处理正确	10		
整体质量	关注患者舒适；与患者交流用语规范、自然、针对性强；操作流程熟练；动作敏捷迅速、连贯、正确	10		
合　计		100		

（二）思考与练习

（1）试述踝三针组穴中，根痛 1、根痛 2、根痛 3 的定位。

（2）通过实践体会根痛穴与常规穴位的针感差异。

本书配套数字教学资源

微信扫描二维码，加入中原医家针
灸特色技术读者交流圈，获取配套
教学视频资料，夯实基础知识

第十二章

刘　明

第一节·学术思想概要

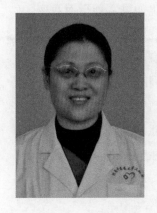

　　刘明，河南中医药大学第三附属医院主任中医师，康复科主任，针灸推拿学院中医康复教研室主任，第四批全国名老中医药专家刘茂林教授的学术经验继承人，2015～2017年曾赴俄罗斯开展医疗工作。刘氏从事针灸康复学术研究30年，对针灸治疗疾病有独到的见解，尤其是对电针治疗中风偏瘫等难治疾病做了深入的研究，根据中风偏瘫病因病机和临床表现等总结出补阳益气、疏通经络等治疗方法，认为中风偏瘫的软瘫期重在补益阳气、疏通经络，提出补阳通络电针法治疗中风偏瘫，中风偏瘫重在推动经络之气运行通畅，阳气充足则推动有力，用电针以加强补阳通络作用。补阳通络电针法治疗中风偏瘫的特色技术获得河南省中医管理局立项资助。

　　刘氏在总结古代医家针刺经验基础上，提出"经络平衡排刺法"治疗失眠，认为失眠病机主要是心肝血虚，不能上荣于脑。针刺以督脉为中轴，在颈部督脉两侧夹脊穴和足太阳膀胱经腧穴，采用从上到下排列选穴针刺，形成一排，使督脉两侧的经络腧穴在针刺疏通气血的基础上，保持经络刺激的平衡性，以达疏通经络气血、平衡阴阳的作用，使脑部气血充足，运行通畅，则失眠可愈。该疗法为河南省中医诊疗模式创新试点项目。

　　在长期的临床实践中，刘氏总结出行之有效的"清热祛湿拔罐法"治疗湿热痹，即在痹病局部用三棱针点刺出血，加拔火罐，使水湿之气随血而出，以达清热祛湿之效，则湿热痹可愈。此疗法在2015～2017年中俄交流工作中，用于为俄罗斯患者治疗，使俄罗斯患者受益匪浅，深受各界人士好评。

　　主编《茂林方药》，参编《疾病康复》《疾病康复学习指导》等教材。

第二节·针灸特色技术

■ 补阳通络电针法治疗中风后偏瘫技术

（一）刘明对中风偏瘫的认识

中风是一种急性脑血管病，是由于脑部血管阻塞导致血液不能流入大脑或因血管突然破裂而引起脑组织损伤的一种疾病，包括缺血性卒中和出血性卒中。目前脑卒中已成为我国第一位死亡原因，也是我国成年人残疾的首要原因，具有发病率高、死亡率高和致残率高的特点。我国每年新发脑卒中患者约200万，其中70％～80％的脑卒中患者因为残疾不能独立生活。脑卒中原发病得到控制后，大多数患者会遗留有偏瘫、偏盲、面瘫及言语、吞咽、认知、心理、感觉等功能障碍，其中偏瘫发生率最高，偏瘫也是降低患者生活质量和致残的主要原因，因此是临床首要解决的问题。

中医学认为，中风的发生是多种因素所导致的复杂病理过程，风、火、痰、瘀是其主要的病因，脑府为其病位。患者多在中年以上，因发病骤然，变化多端，犹如风之善行而数变，又如石矢之中的，若暴风之急速，故类比而名"中风"。本病常有头晕、肢麻、疲乏、急躁等先兆症状。发病时是以突然晕倒、不省人事，伴口角㖞斜、语言不利、半身不遂，或不经昏仆仅以口㖞、半身不遂为临床主症。本病致病的基本因素为人至中年，由壮渐老，阳气虚衰；或因房事不节，劳累太过；或因体质肥胖，恣食甘腻；更兼忧思、恼怒、嗜酒等诱因，均可导致经络脏腑功能失常，阴阳偏颇，气血逆乱，而发中风。如属肝风内动，痰浊瘀血阻滞经络，病位较浅，病情较轻，则仅见肢体麻木不遂。刘氏认为，偏瘫的主要原因在于经络阻滞不通，阳气推动无力是其主要病机，因此，治疗中风后偏瘫的关键是补阳益气、疏通经络，从根本上解决患者阳气不足、经络阻滞的问题。

（二）补阳通络电针法治疗中风后偏瘫技术简介

补阳通络电针法是在中医学阴阳学说和经络基础理论指导下来治疗中风偏瘫的。中医理论认为，阳主"动"，而中风偏瘫患者是以肢体不能活动为主要症状，故选取手足三阳经的腧穴调动阳气，阳气充足则不能活动的肢体才能够动起来。三阳经中又以阳明经阳气最盛，主要以选取阳明经穴为主。阳明经为多气多血之经，针刺阳明经穴最易调动阳气推动气血的运行，经络气血运行通畅，则偏瘫可愈。故上肢选取肩髃、曲池、外关、合谷，下肢选取阴市、阳陵泉、足三里、解溪。此方法在前人选穴基础上有所改变，以阴市穴代替环跳穴，即以阳明经穴代替少阳经穴，以加强补阳益气、疏通经络作用；另外也是为适应临床操作需要，阴市穴可仰卧位取穴，针刺时仰卧位比侧卧位易于保持体位，且阴市穴位置比环跳穴低，方便加盖被褥，不易受凉。加用电针，目的在于加强补益阳气、疏通经络、调和气血的作用,促进偏瘫的康复。

(三) 补阳通络电针法治疗中风后偏瘫技术的操作

1. 器材准备

一次性无菌针灸针,直径 0.35 mm,长度 1 寸(25 mm)、1.5 寸(40 mm)和 2 寸(50 mm)三种规格;电针仪、棉签、碘伏、治疗盘、镊子、锐器盒等。

2. 操作步骤

(1) 体位:患者取仰卧位。

(2) 选取穴位:① 肩髃:在肩峰前下方,当肩峰与肱骨大结节之间凹陷处;将上臂外展平举,肩关节部即可呈现出两个凹窝,前面一个凹窝中即为此穴。② 曲池:屈肘呈直角,在肘横纹外侧端与肱骨外上髁连线中点;完全屈肘时,当肘横纹外侧端处。③ 外关:屈肘呈直角,在肘横纹外侧端与肱骨外上髁连线中点。④ 合谷:在手背,第1、第2掌骨间,当第2掌骨桡侧的中点处。⑤ 阴市:在大腿前面,当髂前上棘与髌底外侧端的连线上,髌底上3寸。⑥ 阳陵泉:在小腿外侧,当腓骨头前下方凹陷处。⑦ 足三里:在小腿前外侧,当犊鼻下3寸,距胫骨前缘一横指(中指)。⑧ 解溪:在足背与小腿交界处的横纹中央凹陷中,当拇长伸肌腱与趾长伸肌腱之间。

(3) 消毒:医者选取腧穴,用碘伏消毒。针刺操作前医者洗手,并用免洗速干手消毒液进行双手消毒。

(4) 操作

1) 毫针:右手持针,用2寸毫针在肩髃穴斜向下刺,进针1.5寸,快速捻转1 min,局部产生酸胀感;用1.5寸毫针在曲池、阴市、阳陵泉、足三里穴直刺1寸,行捻转手法1 min,局部产生酸胀沉感;用1寸毫针在外关、合谷直刺进针0.7寸,用1寸毫针在解溪穴斜刺进针0.7寸。

2) 电针:毫针基础上接电针:第一组:上肢肩髃和曲池穴,下肢阴市和足三里穴;第二组:上肢外关和合谷穴,下肢阳陵泉和解溪穴。第一组通电15 min,换第二组通电15 min,波形选择断续波,共留针30 min,其间不再行针。

(5) 配穴:上肢无力严重可加臂臑、手三里等穴,下肢无力严重可加风市、悬钟、太冲等穴。病程日久,上肢宜配大椎、颈夹脊等穴,下肢宜配腰阳关、腰夹脊等穴。肘部肌张力高加曲泽,腕部肌张力高加大陵,膝部肌张力高加曲泉,踝部肌张力高加太溪,手指肌张力高加八邪,足趾肌张力高加八风。语言謇涩加廉泉、颊车、地仓;颊车、地仓加电针。

每日针灸1次,每次取8个穴位(上肢4个,下肢4个),10为1个疗程,连续针刺5日可休息2日,每疗程间可不再休息。

3. 流程图

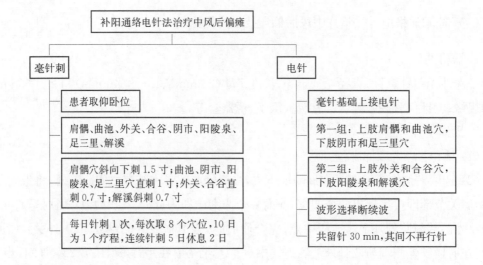

(四) 补阳通络电针法治疗中风后偏瘫技术的关键技术环节

(1) 针刺治疗的时间宜选择在上午。

(2) 针刺深度要适宜,得气程度要合理掌握。

(3) 通电量以患者能耐受为准。

(五) 注意事项及意外情况处理

(1) 针前应认真仔细地检查针具,选择质量合格针具。

(2) 针刺手法应严格按照要求进行操作,避免由于手法生硬或进针太慢,造成局部疼痛或轻度肿胀等。

(3) 针刺时避开毛细血管,起针后时立即按闭针孔,避免血肿、青紫瘀斑等。

(4) 注意通电回路不要跨越心脏,要保持在身体的一侧。

(5) 电量要由小到大逐渐增加,并及时与患者沟通,以患者能承受为准。

(6) 在针刺过程中,嘱患者不要随意变动体位,避免受到挤压而造成弯针。

(7) 若认知障碍患者不能配合,加上针具质量差,发生断针,如折断处针身尚有部分暴露出表皮外面,用右手执镊子夹住断端取出;如断针残端已完全陷入肌肉层者,应在 X 线下定位,立即施行外科手术取出。

(六) 补阳通络电针法治疗中风后偏瘫技术的临床应用

● **案** 某女,53 岁,干部。2013 年 9 月 3 日初诊。

主诉:肢体无力、麻木 6 小时。

病史:晨起站立不稳,摔倒在地,遂来院就诊,查头颅 CT 排除脑出血,症见:意识清,半身不遂,语言不利。诊断为中风,患者兼见肢体软弱,偏身麻木,手足肿胀,面色淡白,气短乏力,舌暗,苔白腻,脉细涩。

辨证:气虚血瘀型。患者症见半身不遂、肢体软弱、气短乏力。

治法:补益阳气,疏通经络。选用肩髃、曲池、外关、合谷、阴市、阳陵泉、足三里、解溪等穴。通电,留针 30 min,治疗 1 次后,患者就感觉腿脚有力量可抬起。1 个疗程后,患者可下地站立。2 个疗程后,患者即可行走。痊愈出院。

第三节 · 练习与考核

■ 补阳通络电针法治疗中风后偏瘫技术

(一)实训操作评分标准

姓名: 　　　　　　　　年级专业: 　　　　　　　　学号:

项　目	操作技术要求	分　值	得　分	备　注
人文素质	着装整齐,干净卫生,仪态得体,关爱受试者	10		
无菌观念	施术前后双手消毒,穴位消毒一穴两签,消毒顺序和范围不小于 5 cm²,消毒后物品摆放顺序、方法、位置正确	10		
毫针操作	1. 选择合适体位	10		
	2. 准确选取肩髃、曲池、外关、合谷、阳陵泉、足三里、解溪	10		
	3. 操作者平心静气,全神贯注,并获得受针者的配合;操作者正确持针	10		
	4. 针刺角度、深度合适,及时询问患者是否有得气感,是否有不适感	10		
	5. 出针时棉球按压穴旁皮肤,刺手捏持针柄,将针缓慢退至皮下,快速出皮肤,按压针孔	10		
	6. 医疗垃圾处理正确	10		
电　针	电针导线正确连接 4 组穴位,电流强度由小到大慢慢调试,以患者能耐受为度	10		
整体质量	关注患者舒适;与患者交流用语规范、自然、针对性强;操作流程熟练;动作敏捷迅速、连贯、正确	10		
合　计		100		

(二)思考与练习

(1)补阳通络电针法治疗中风偏瘫技术主要选取哪一条经脉?为什么?

(2)补阳通络电针法治疗中风偏瘫技术操作时需注意哪些事项?

本书配套数字教学资源

微信扫描二维码,加入中原医家针灸特色技术读者交流圈,获取配套教学视频资料,夯实基础知识

第十三章
刘宜军

第一节 · 学术思想概要

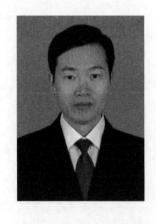

刘宜军,医学博士,针灸推拿学院副教授,河南中医药大学第三附属医院副主任中医师,针灸基础教研室主任、疼痛科主任。中国针灸学会微创针刀专业委员会常委、中国骨伤微创水针刀学术委员会副秘书长、河南中西医结合学会疼痛专业委员会秘书长。主要从事针灸镇痛机制的研究,对针灸治疗疼痛性疾病等常见病做了深入的探讨,在无痛飞针操作方面具有较深的造诣。在前人研究基础上结合20余年临床实践及科研攻关,创立刘氏飞针疗法,擅长运用无痛飞针治疗急慢性软组织损伤、腰椎间盘突出症状、颈椎病、膝骨性关节炎、肩周炎等疾病。

刘氏从古代经典中吸取学术精华,结合跟师学习所得及自己多年的临床经验,总结出飞针治疗软组织痛特色技术。该疗法理论基础是中医关于疼痛发生病机"不通则痛、不荣则痛、不松则痛、不平则痛",针灸可以调神行气、疏通经络、解结松筋、纠偏复正,进而达到"通则不痛、荣则不痛、松则不痛、平则不痛"。该针法不仅植根于中医学的经络理论,而且借鉴现代医学的神经中枢系统调节理论、生物力学平衡理论、现代筋膜理论。针刺首先是机械刺激,最直接作用是松解筋膜和解结、条索,进而为经脉顺畅、流通气血减少了阻力;其次可以通过调神作用进而达到整体镇痛、快速镇痛的目的;第三通过调节脏腑阴阳,鼓舞正气、祛除邪气达到邪去正自安的目的。该针法通过左手循按、揣摩探寻出阻碍气血运行的症结所在,了解筋肉之刚柔、体质之盛衰,经过长年临床观察综合评估,总结出有效的触诊理论。该理论认为健康人触诊时肌肤筋脉富于弹性,轻按应指饱满、重按质地均匀而柔软;如果轻、重按皆质地僵直、形态孤立则为实证;如果轻、重按压均空松则为虚证。此外,可以通过分散患者注意力,避免肌肉紧张夹针。无痛飞针治疗软组织痛技术作为河南中医药大学第三附属医院特色技术在该院疼痛科及广大基层单位广泛使用,并在本科研究生教学中充分体现。

刘氏撰写学术论文 20 余篇,出版专著 6 部,获河南省中医药科技成果一等奖 2 项、河南省科学技术成果奖 1 项、河南省科学技术进步奖三等奖 1 项。

第二节 · 针灸特色技术

■ 飞针法治疗软组织痛技术

(一) 刘宜军对软组织痛的认识

软组织是指人体的筋膜、骨骼肌、韧带、关节囊、骨膜、脂肪结缔组织等。软组织疼痛是指躯干及四肢部位的软组织因受损害而引起的疼痛,分为急性疼痛和慢性疼痛,临床表现为疼痛、功能障碍、肌肉痉挛、畸形等。软组织疼痛多由异常的外界气候,即风、寒、暑、湿、燥、火"六淫"皆可成为致病的邪气。刘氏认为以风、寒、湿三邪致病者最常见,其中寒邪是经筋病的最常见致病因素。机体遇寒,首先毫毛、络脉收缩,随之肌筋收缩,寒邪伏留不去,肌筋挛缩不解,发生"筋结"性疼痛;久结之肌筋,成为"结块",可触到点、条索、椭圆、扁平状的纤维化经筋病变结节,经筋病证多为"阳虚"患者,对异常的气候变化比常人敏感,遇上寒邪,卫气受伤,肌腠闭塞,体内气机枢转失调,加之"内伤"所致气滞、血瘀,使经筋病证形成复杂性及多样性。

软组织疼痛的常见病因为以下方面。① 慢性劳损:长时间缩头勾背伸肩坐在电脑旁,长时间半躺半卧看书或看电视,长时间弯腰等。② 外伤:有些不适当的体育锻炼,如不合适的倒立、翻筋斗等。③ 生活方式的改变。④ 感受风寒湿的刺激:"筋喜热而恶寒",局部受凉可使肌肉痉挛、血流凝滞,诱发致病。⑤ 精神因素:患者的情绪不好,很容易加重疼痛的症状。

慢性软组织疼痛是临床常见病、多发病,由肌肉、韧带、筋膜、关节囊等软组织在急性损伤后遗或慢性劳损后产生无菌性炎症,从而引起疼痛。严重者甚至伴有不同程度的局部功能障碍,严重影响人们的生活质量。以软组织疼痛为表现的疾病有颈型颈椎病、肩周炎、网球肘、肌筋膜炎、腰肌劳损、腱鞘炎、落枕、腰扭伤等。

(二) 飞针法治疗软组织痛技术简介

飞针是指医者快速伸肘、屈腕、手指搓捻针柄或针身快速张开如鸟振翅高飞状同时将针投出,使之快速旋转刺入穴位内的一种针刺方法。刘氏在继承帖氏飞针技术的基础上,吸收河南中医药大学周友龙及刘会生教授的针刺手法精髓,结合多年临床经验加以总结形成。

该技术具有快速、精准、无痛、安全、高效、轻灵等特点。快速是与常规针刺相比，飞针运用肘、腕及指关节协同爆发用力，进针速度快；精准是指进针部位要求精准无误和对于病证选择以实证效果佳；无痛是因为飞针进针透皮时间短，患者感受不到疼痛，避免患者痛苦和恐惧。安全是指进针时手握针柄，刺手不触及患者皮肤和针身可避免污染针孔，利用针灸针惯性遇到皮肤和皮下组织阻力后即可停止再深入，不会出现进针过深伤及内脏的危险；高效是指得气效率高，因为飞针避免了疼痛感的不良刺激，患者可以专心体会针感，而患者接受度高可容易配合医者进行治疗，因此易于进一步体会到酸麻胀困及跳动感，疗效也随之提高；轻灵是指轻巧灵活。

针刺后针感过程如下：刺入时皮肤无痛，刺入筋膜及肌肉层后患者常伴有局部胀感、沉重感、酸麻感、串麻感、跳动感等机体反应，稍后感觉舒适，局部紧张的组织变得柔和、温热或有通畅感；医者指下有局部沉重或阻滞感，甚至如鱼吞钩，稍后患者会出现松弛感和通畅感或针下空松感。

飞针通过穴位、经络作用达到调神行气、开瘀散结、疏通经络、解结松筋、纠偏复正、调畅气血，通则不痛的效果，最终达到镇痛作用。现代研究揭示，针灸主要是通过机械刺激调节大脑功能，在降低疼痛兴奋性、松解减压组织和改善微循环三个方面发挥治疗作用。针刺人体特定部位可引起大脑内阿片肽及镇痛类神经递质增多而产生镇痛效应。

(三) 飞针法治疗软组织痛技术的操作

1. 器材准备

一次性无菌针灸针，直径 0.35 mm，长度 1 寸(25 mm)、1.5 寸(40 mm)和 2 寸(50 mm)三种规格；棉签、碘伏、治疗盘、镊子、锐器盒等。

2. 操作步骤

(1) 体位：患者取仰卧位或坐位。

(2) 选取穴位：相应经穴或阿是穴。

(3) 消毒：医者选取腧穴，用碘伏消毒。针刺操作前医者洗手，并用免洗速干手消毒液进行双手消毒。

(4) 操作：医者押手置于穴位两侧舒展皮肤、固定穴位，刺手用拇、示、中指指腹持针柄，进针前刺手拇指指腹和示指桡侧指腹搓动针体使之旋转，进针时刺手的五指同时相应外展，做鸟儿展翅高飞之状。同时，刺手的腕关节快速掌屈、肘关节伸展，在针尖将近抵达皮肤之时，利用刺手向前移动的惯性，用腕、指力将毫针弹刺入穴位内。行针，用提插和捻转手法，平补平泻，每隔 15 min 行针 1 次，留针 30 min。

每日 1 次，5 日 1 个疗程，每疗程间隔 2 日。

3. 流程图

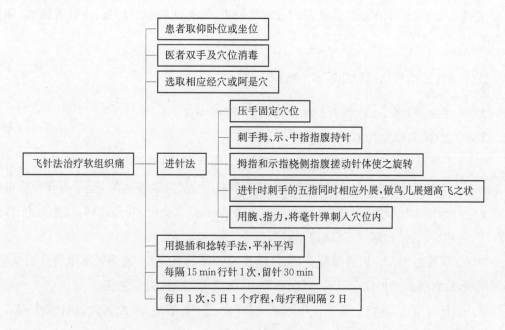

（四）飞针法治疗软组织痛技术的关键技术环节

（1）针刺治疗的时间宜选择在上午。

（2）左手（押手）循按穴位上下寻找紧张点、敏感穴位或点。

（3）右手（刺手）拇指与示指和中指捏紧针灸针，运用肘、腕及指力将针快速掷入穴位皮肤真皮层以下，同时松开脱离针柄。

（五）注意事项及意外情况处理

（1）施针前应对患者说明飞针要求，消除恐惧心理，必须先征得患者同意然后再施术；针前应认真仔细地检查针具，对不符合质量要求的针具及时剔除。

（2）初次治疗选穴宜少，手法要轻，治疗前要消除患者对针的顾虑，同时选择舒适持久的体位，避免由于过度紧张而造成晕针。

（3）施术者应严肃认真、专心致志、严格按照要求进行操作。飞针时一定要进针垂直皮肤，用力平行于针身，松手时机应当恰到好处；行针以上下提插为主，幅度由小变大缓慢行针，患者感到酸胀难忍停止行针。

（4）避免由于手法过重或时间过长，造成局部疼痛或轻度肿胀，甚或青紫瘀斑、疲乏无力等。如果出现上述情况迅速出针局部冷敷。

（5）在针刺过程中，嘱患者不要随意变动体位，避免受到挤压迫造成弯针。

（6）以上行针时要注意患者的感受，刺激太强时可休息片刻再行针。

(7) 禁忌证：孕妇的下腹部穴位和孕妇肢体的某些敏感穴位,如合谷、三阴交、至阴等井穴;严重心脏病、严重出血性疾病及过分敏感的患者,恶性肿瘤的局部;皮肤有瘢痕、溃烂的局部。

(六) 飞针法治疗软组织痛技术的临床应用

● **案1** 某女,71 岁,退休工人。2019 年 8 月 17 日初诊。

主诉：腰痛、腰部屈伸不利 1 个月。

病史：1 个月前因弯腰铲土劳累过度致腰部剧痛、腰部屈伸不利。经腰椎 X 线、CT 检查提示：腰椎退行性改变,未见腰椎间盘突出及腰椎骨折、滑脱等征象,经某医院针灸推拿治疗 1 个月病情未见缓解。现症见患者右侧腰痛紧胀,活动受限,痛苦面容,痛处固定、休息后加重、活动后减轻,舌暗红、苔薄白,脉涩。

辨证：气滞血瘀型。患者腰部劳累过度,伤及腰部筋脉、瘀血留滞局部阻碍气血运行,不通则痛,故腰痛。痛处固定及舌暗红、苔薄白,脉涩均为气滞血瘀之征。

治法：行气活血,通络止痛。选用阿是穴、肾俞、志室、委中、膈俞等穴,留针 30 min,患者即痛止。下床即可自有活动腰部,治疗 5 次即告痊愈。

● **案2** 某男,55 岁,会计。2019 年 9 月 5 日初诊。

主诉：颈肩部疼痛 5 年,右手拇、示指麻木半余年。

病史：由于工作压力大,长期伏案工作,5 年前颈肩部出现疼痛,半年前右手拇、示指麻木,每日晨起症状较重,伴面色萎黄、倦怠乏力、纳眠差、二便调,舌淡苔薄,脉细弱。

辨证：气血不足型。患者忧思过度,劳逸失调,耗伤心脾,导致气血不足、心神失养而致项痹。

治法：养心健脾,补益气血。选用百会、心俞、脾俞、风池、肩井、手三里、合谷、颈部阿是穴等穴,治疗 10 次后颈肩部疼痛及手指麻木消失,仅剩颈肩部酸困乏力,又巩固 10 次,共计治疗 20 次诸症悉除。

第三节 · 练习与考核

■ 飞针法治疗软组织痛技术

(一) 实训操作评分标准

姓名：　　　　　　　　　　年级专业：　　　　　　　　　　学号：

项　目	操作技术要求	分　值	得　分	备　注
人文素质	着装整齐,干净卫生,仪态得体,关爱受试者	10		
无菌观念	施术前后双手消毒,穴位消毒一穴两签,消毒顺序和范围不小于 5 cm²,消毒后物品摆放顺序、方法、位置正确	10		

（续表）

项　目	操作技术要求	分　值	得　分	备　注
毫针操作	1. 选择合适体位	10		
	2. 准确选取相应经穴或阿是穴	10		
	3. 操作者平心静气，全神贯注，并获得受针者的配合；操作者正确持针	10		
	4. 刺手拇指、示指桡侧指腹搓动针体使之旋转，进针时五指相应外展，用腕、指力将毫针弹刺入穴位内	10		
	5. 针刺角度、深度合适，及时询问患者是否有得气感，是否有不适感	10		
	6. 出针时棉球按压穴旁皮肤，刺手捏持针柄，将针缓慢退至皮下，快速出皮肤，按压针孔	10		
	7. 医疗垃圾处理正确	10		
整体质量	关注患者舒适；与患者交流用语规范、自然、针对性强；操作流程熟练；动作敏捷迅速、连贯、正确	10		
合　计		100		

（二）思考与练习

（1）试述飞针法治疗软组织痛技术操作要领。

（2）针灸镇痛作用的原理是什么？

本书配套数字教学资源

微信扫描二维码，加入中原医家针
灸特色技术读者交流圈，获取配套
教学视频资料，夯实基础知识

第十四章
李瑞国

第一节·学术思想概要

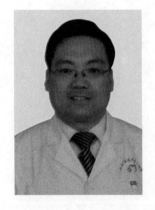

李瑞国，河南中医药大学第三附属医院主任中医师，针灸临床教研室、针刀医学教研室主任，针灸科主任。李氏从事针刀医学学术研究 20 余年，对针刀治疗腰椎间盘突出症等难治病症做了深入的探讨。根据体质、病情、年龄、职业、发病原因等不同情况总结出针刀治疗腰椎间盘突出症通过松解横突（所在足太阳膀胱经第 2 侧线）、关节突（所在足太阳膀胱经第 1 侧线）、棘突（所在督脉）部位达到疏通经络、调理筋骨、强腰健肾的作用。李氏从古代经典中吸取学术精髓，又结合跟师学习的临床经验，形成针刀松解治疗腰椎间盘突出症的特色技术，该方法作为中原医家针灸特色技术项目，从 2017 年开始在全国推广，成果在教学中使用，获得河南省中医管理局资助。李氏对慢性软组织损伤的内涵提出创造性见解，倡导针刀医学阴阳观，提出针刀医学冰山理论并指导运用于临床解决各类顽症。在总结前辈医家针灸、针刀临床经验基础上，注重人体的整体平衡，包含筋骨平衡（软硬）、颈腰棘突平衡（上下）、腹背任督脉平衡（前后平衡）、横突平衡（左右）、浅深平衡（内外）；提出了"软组织损伤的冰山理论"，认为在人体内慢性软组织损伤存在广泛性、隐蔽性，就像"大海上漂浮的冰山"难以被人快速全面感知，对于久病难治性腰椎间盘突出症等疑难顽症，运用"针刀松解七步周天通督法"（涵盖腰椎棘突、横突、关节突三次松解，颈椎三突三次松解，腹部一次松解）系统治疗，可提高治病的效果，尤其是对各种疼痛、软组织损伤、骨病、慢性神经及脏腑功能障碍等均获良效。针刀操作中强调指法、刀法、心法三法合一，重视调心、治神、身心并重诊疗观念；治疗时注重将导引和运动康复理念贯穿始终，充分调动患者自我康复潜能。

主编著作有《临床针灸特色治疗方法》《现代针灸学》，参编著作有《实用针灸治疗学》和《针刀医学》《针刀医学刀法手法学》教材。在国家级期刊发表论文 30 余篇，发明实用新型专利 1 项，参与科研课题 6 项，获厅局级科技进步奖 1 项。

第二节 · 针灸特色技术

针刀松解治疗腰椎间盘突出症技术

（一）李瑞国对腰椎间盘突出症的认识

腰椎间盘突出症又称腰椎间盘纤维环破裂髓核突出症，由于腰椎间盘发生退行性变，在外力的作用下使腰椎间盘纤维环破裂、髓核突出，刺激或压迫神经根、马尾神经所表现出的一种综合征。其中以 $L_{4/5}$、L_5/S_1 椎间盘突出率最高，占 $90\% \sim 96\%$，大部分的患者临床症状表现为腰痛以及下肢放射痛，患肢会出现麻木、发凉、肌肉萎缩，甚至还出现马尾综合征等；目前发病率呈逐年上升趋势，好发于 $20 \sim 40$ 岁青壮年，男多于女，病情迁延、反复，疾病发展不仅会导致患者下肢出现疼痛，严重时还会有行走困难甚至瘫痪，给患者的生活及工作带来了极大困扰。

目前医学界对本病的诊断仍然依据影像学结论为主，但大量的临床实践发现影像学已经诊断为腰椎间盘突出的患者未必存在典型的症状，而已经存在明显症状的患者经影像学检查竟然发现没有典型腰椎间盘突出；这种腰椎间盘突出的存在和腰椎间盘突出症的临床表现不对等的现象，常常导致的临床医生的困惑，乃至整个医学界出现各种争论不休的不同观点，使得临床各科针对此病的治疗方案呈现多样化，疗效评价难以统一。李瑞国认为腰椎间盘突出只是腰椎间盘突出症的一种存在形式，腰椎间盘突出症更广泛的存在形式应包含腰椎椎周软组织广泛的慢性、隐蔽性损伤，以及腰椎乃至以腰椎为代表的整个脊柱的整体性失衡或紊乱（包含失稳、小关节紊乱、侧弯、变直、滑脱等）；故而在治疗上针对整体性慢性软组织损伤和整体脊柱的平衡提出"针刀松解七步周天通督法系统治疗方案"，避免了手术和孔镜等微创治疗，提高了治病的效果。

李氏认为本病的病因是慢性积累性软组织损伤导致人体生物力学平衡失调，即椎周软组织急慢性损伤和人体脊柱平衡失调，进一步推断上述因素可以促使腰椎间盘发生位移或形变，不管椎间盘是否真正突出均可进而影响神经组织等出现不同程度的腰腿痛等典型表现，临床可通过针刀针对性地作用于影响腰椎筋骨力学平衡的重要的第 $3 \sim 5$ 腰椎三个横突，分别对其周围的胸腰筋膜、腰方肌、竖脊肌、横突间肌进行松解，达到解除神经压迫和牵拉、恢复神经张力和神经自由通畅度、减轻患者症状的目的，能取得了较好的疗效。

（二）针刀松解治疗腰椎间盘突出症技术简介

针刀松解治疗腰椎间盘突出症技术是用"针刀松解七步周天通督法系统治疗方案"中

的"针刀分层松解第3～5腰椎横突"技术来治疗腰椎间盘突出症。

中医学认为,腰椎间盘突出症是由于肾气亏虚,筋骨失养复受外邪所致。《证治汇补·腰痛》曰:"唯补肾为先,而后随邪之所见者以施治,标急则治标,本急则治本,初痛宜疏邪滞,理经遂,久痛宜补真元,养血气。"《素问·脉要精微论》载"腰者肾之府,转摇不能,肾将惫矣",是说人的腰痛及腰部活动障碍与肾气充盈密切相关,肾主藏精,主水液,主纳气,为人体脏腑阴阳之本、生命之源、先天之本,肾主骨生髓。因此,治疗的关键是扶正固本、补肾生髓壮骨、疏通经络,从根本上解决腰椎间盘突出症引起的"腰腿痛及活动障碍"问题。

针刀松解为主治疗腰椎间盘突出症技术是在经络理论指导下,选取第3～5腰椎横突(相当于足太阳膀胱经的志室、肾俞、气海俞、大肠俞),运用针刀逐层予以彻底松解,达到补肾壮阳、填精益髓、强筋壮骨、疏通经络的作用,以改善腰部功能的失调状态,达到解除腰腿痛等症状的效果。

志室、肾俞、气海俞、大肠俞为足太阳膀胱经循行所过,其中肾俞为肾脏的背俞穴,志室与肾俞在同一水平线上相邻均具有补肾功效,治疗时针刀由外方斜刺向内由浅入深途经志室、肾俞两穴达到第3腰椎横突尖部,增强补肾功效;气海俞为足太阳膀胱经穴,具有强壮作用;大肠俞为膀胱经腧穴,为大肠的背俞穴,具有通腑降浊的功效,膀胱经络肾。诸穴共用具有补肾壮阳、填精益髓、强筋壮骨、通经活络的功效,能促进腰痛康复,使机体"阴平阳秘",改善失衡状态。

治疗腰椎间盘突出症以往常从单侧背俞穴入手,重点在疏通经络;本方法循足太阳膀胱经双侧同时取穴,重点在补肾通络与调畅腑气。

(三) 针刀松解治疗腰椎间盘突出症技术的操作

1. 器材准备

1型3号一次性针刀6支(规格0.8 mm×75 mm),0.9%生理盐水(10 ml)2支,2%利多卡因注射液(5 ml)1支,一次性20 ml注射器1支;碘伏1瓶,无菌棉签,记号笔1支,无菌治疗包,一次性无菌医用橡胶手套2副,无菌纱布一包,创可贴6个,锐器盒、无菌口罩和帽子各两只等。

2. 操作步骤

(1) 体位:患者取俯卧位,腹部及踝关节下垫枕。

(2) 选取穴位:① 腰3横突点:在平$L_{2/3}$棘间水平脊柱中线两侧35～40 mm处定治疗点(深层为志室、肾俞穴)。② 腰4横突点:在腰4棘突上缘两侧35～40 mm处定治疗点(深层为气海俞)。③ 腰5横突点:在平腰5棘突顶点的两侧35～40 mm处定治疗点(深层为大肠俞)。以上定点处均是横突骨面的体表投影所在,横突距皮面的深度为30～50 mm。

（3）消毒与铺巾：医者选取腧穴，用碘伏消毒 3 遍，范围以定点为中心半径为 15 cm，覆盖铺巾。针刺操作前医者洗手，并用免洗速干手消毒液进行双手消毒。

（4）操作

1）麻醉：各定点行局部麻醉，注射器针头刺达横突骨面后，行退出式浸润麻醉，每点 1~3 ml。

2）针刀：各定点操作按照四步规程进针法（定治疗点、定刀口线方向、加压分离、刺入）和夹持棘突缓推进针法进针刀，刀口线与人体纵轴平行，针体与体表呈 90°，快速刺入皮肤，缓慢进针刀至横突尖部，紧贴骨面边缘行纵行疏通与横行剥离，并切割 3~5 刀，阻力感明显时分别在深层、中层、浅层提插切割 3 刀，针刀下有松弛感后留针刀。所有治疗点操作完毕后依次拔针刀，针口处用无菌纱布按压 5~10 min，并行创可贴覆盖。

同一部位不同层面每周治疗 1 次，3 次为 1 个疗程。

3. 流程图

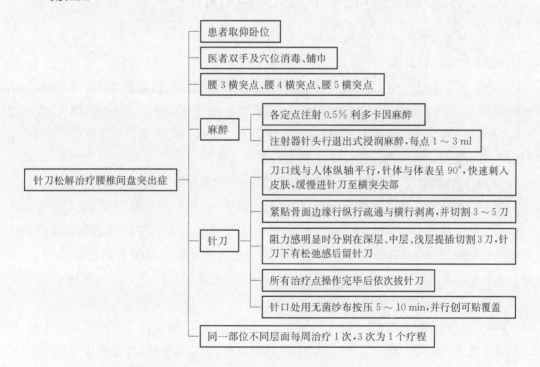

（四）针刀松解治疗腰椎间盘突出症技术的关键技术环节

（1）第 3~5 腰椎横突尖部的准确定位。

（2）麻醉及针刀刺入的路径过程中宜缓慢操作，针法刀法要结合患者感应实时调整，合理把控，以短时、间断、小幅度颤动进针法抵达横突尖部，有可耐受针感为宜，针感不宜太强，也不能太弱。

（3）针刀到位后，控制刀体、刀锋准确在横突尖部施术，紧贴骨面而不离开横突骨面。

（五）注意事项及意外情况处理

（1）排除不适宜针刀治疗疾病，如严重的内脏功能障碍活动期、凝血障碍性疾患和严重的精神障碍疾病、发热患者等。

（2）严格无菌操作，遵循操作规程。

（3）每个操作点必须充分按压止血，无菌辅料覆盖，并嘱患者针口处2日内保持干燥。

（4）掌握施术部位的肌肉、神经、血管等走向和解剖层次，以防止损伤重要的血管、神经、脏器。

（5）术前做好解释及安慰工作，以减轻患者的恐惧和紧张。

（6）患者治疗后留观30 min，以预防出现头晕、心慌、不适等应激反应，并准备好相应处理措施。

（六）针刀松解治疗腰椎间盘突出症技术的临床应用

- **案1** 某男，18岁，职员。2019年8月7日初诊。

主诉： 腰痛5日。

病史： 肥胖体型，平素少动懒言，但近日因搬家负重抬物，致腰部刺痛难忍、屈伸受限活动障碍，伴左下肢放射性痛麻，无法行走，站立位加重，平卧位减轻。发病来，纳可、夜眠难安，二便正常。舌质暗紫，苔薄白，脉弦涩。CT检查诊断为：第4、第5腰椎间盘膨出，并第5腰椎、第1骶椎间盘突出；西医诊断：腰椎间盘突出症。

辨证： 瘀血腰痛型。患者因劳作失当，伤及肾府，经脉瘀阻不畅，邪滞足太阳膀胱经。

治法： 强腰健肾，疏通经络，化瘀行气。选用第3～5腰椎双侧横突尖（定点深层为志室、肾俞、气海俞、大肠俞穴），常规消毒、麻醉，针刀缓慢刺达诸横突尖部，沿横突尖部依次紧贴骨面松解3～5刀，有松动感出刀；经一次治疗患者症状消失，恢复自由活动。

- **案2** 某女，52岁，教师。2015年10月12日初诊。

主诉： 腰痛10余年，加重3日。

病史： 由于工作压力大，长期久站久坐，致腰痛10余年，近日因受凉腰痛加重3日，每日需服用活血止痛药方能减轻，晨起为重，活动后减轻，无心慌等症，伴见肢体无力、恶冷喜温，舌淡苔㿠白，脉沉细。CT检查示：第3、第4和第4、第5腰椎间盘突出。西医诊断：腰椎间盘突出症。

辨证： 肾虚腰痛型。患者年过半百，久立伤骨、久坐伤肉，劳逸失调，肝肾亏虚，肾阳不足，导致体倦肢冷、筋骨失养而腰痛，复受寒凉之邪阻滞经脉而致腰痛进一步加重。

治法： 补肾壮阳，通经散寒；选用第3～5腰椎双侧横突尖（定点深层为志室、肾俞、气海俞、大肠俞），常规消毒、麻醉，针刀缓慢刺达诸横突尖部，沿横突尖部依次紧贴骨面松解3～5刀，有松动感出刀；经3次治疗患者症状消失。

第三节·练习与考核

■ 针刀松解治疗腰椎间盘突出症技术

（一）实训操作评分标准

姓名：　　　　　　　　　　　年级专业：　　　　　　　　　　　学号：

项　目	操作技术要求	分　值	得　分	备　注
人文素质	着装整齐，干净卫生，仪态得体，关爱受试者	10		
无菌观念	施术前后双手消毒，穴位消毒一穴两签，消毒顺序和范围不小于 5 cm²，消毒后物品摆放顺序、方法、位置正确	10		
针刀操作	1. 选择合适体位	10		
	2. 准确选取腰 3、腰 4、腰 5 横突点	10		
	3. 操作者平心静气，全神贯注，并获得受针者的配合；操作者正确持针	10		
	4. 各定点利多卡因浸润麻醉	10		
	5. 针刀快速刺入皮肤，缓慢进针至横突尖部，在深、中、浅层进行切割，及时询问是否有不适感	10		
	6. 出针时无菌纱布按压针孔 5～10 min，并行创可贴覆盖	10		
	7. 医疗垃圾处理正确	10		
整体质量	关注患者舒适；与患者交流用语规范、自然、针对性强；操作流程熟练，动作敏捷迅速、连贯、正确	10		
合　计		100		

（二）思考与练习

（1）如何理解腰椎间盘突出和腰椎间盘突出症之间的关系？

（2）试述针刀分层松解腰椎横突技术治疗腰椎间盘突出症的流程。

（3）针刀分层松解腰椎横突技术的关键技术环节有哪些？

本书配套数字教学资源

微信扫描二维码，加入中原医家针
灸特色技术读者交流圈，获取配套
教学视频资料，夯实基础知识

第十五章
赵欣纪

第一节 · 学术思想概要

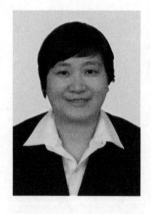

赵欣纪,医学博士,河南中医药大学副教授,河南省针灸学会刺法灸法分会副主任委员,河南省中医医疗机构灸类质控中心副主任委员,郑州市中医执业医师实践技能考试主考官。赵氏长期从事针灸经典理论的应用研究,不断撷取古典针灸文献中的精华,又结合临床经验,形成三棱针放血治疗痤疮的特色技术。

放血疗法至少存在 3 000 年以上的时间,可追溯至新石器时期。作为人类最初的医疗手段,曾被世界各地人民所使用。根据《素问·调经论》"视其血络,刺出其血,无令恶血得入于经,以成其疾"的记载,赵氏认为"刺恶血""去血脉",是一种疏通经络瘀阻、促进气血流通、达到平衡阴阳目的的疗法。痤疮之症主要发生在面部,属于发生在皮部、浅表络脉的病变,其病的发生主要与皮脂分泌过多、毛囊皮脂腺导管堵塞等因素密切相关,应用三棱针放血疗法治疗痤疮,可以通过出恶血、通经脉、调血气,"菀陈则除之",改变经络中气血运行不畅的病理变化,达到调整脏腑气血功能的作用。

赵氏长期从事针灸技术的应用研究,在针灸治疗失眠、穴位贴敷治疗慢性萎缩性胃炎、刺络放血疗法的作用方面获得多项科研成果,"慢性萎缩性胃炎穴位贴敷药膏""一种活血化瘀的载药针灸针"获发明专利。在学术刊物上发表相关学术论文20余篇,参编《刺法灸法学》《中医刺络放血疗法》教材和《中国针灸全书》等著作。

第二节·针灸特色技术

■ 三棱针放血治疗痤疮技术

(一) 赵欣纪对痤疮的认识

痤疮是常见的一种毛囊及皮脂腺的慢性炎症，又称粉刺、青春痘，与内分泌因素、皮脂分泌过多、毛囊皮脂腺导管堵塞、细菌感染和炎症反应等因素密切相关。好发于 15～30 岁的青春期男女。临床上丘疹、脓疱、结节、囊肿等皮疹多发于颜面、前胸、后背等处，常伴有皮脂溢出为特征。

青春期生机旺盛，由于先天禀赋的原因，使肺经血热郁于肌肤，熏蒸面部，而发为痤疮；或冲任不调，经络不通，肌肤疏泄失畅而致；或嗜食膏粱厚味、辛辣之品，使脾胃运化失常，内生湿热，蕴于肠胃，不能下达，上蒸头面、胸背而成。

赵氏认为在临床上需辨证论治，如肺经风热型皮疹多发于颜面、胸背上部，色红或有痒痛，舌红，苔薄黄，脉浮数；湿热蕴结型皮疹红肿疼痛或有脓疱，伴口臭、便秘、尿黄，舌红、苔黄腻，脉滑；痰湿凝滞型皮疹以脓疱、结节、囊肿、瘢痕等多种损害为主，伴有纳呆、便溏，舌淡、苔腻，脉滑；冲任失调多见于女性患者，常在经期皮疹增多或加重，经后减轻，伴有月经不调，舌红、苔腻，脉浮数。

针灸治疗痤疮疗效颇佳，其治疗的机制比较复杂，可能与针灸调整内分泌的作用有关，还可能与针灸调整脂肪的代谢、抗炎作用有关。西医学治疗痤疮的常用方法有局部外用药物；口服异维 A 酸，对于严重痤疮者口服异维 A 酸是标准疗法；抗雄激素治疗，适用于女性中、重度痤疮患者，伴有雄激素水平过高表现（如多毛、皮脂溢出等）或多囊卵巢综合征。这些治疗方法存在副作用大、容易反复等缺点。

(二) 三棱针放血治疗痤疮技术简介

三棱针放血疗法在《内经》中称之为"刺留血"，根据《素问·调经论》"血气不和，百病乃变化而生"的论述，人体由皮肉、筋骨、经络、脏腑等组织器官所构成，人体生命活动的进行主要是依靠后天所化生的气血津液，通过经脉输布于全身，营养各个脏腑组织器官而实现的。人体的气血，在生理上是脏腑经络等组织器官进行功能活动的物质基础。在病理上，气血的失常，必然会影响机体的各种生理功能，从而导致疾病的发生。所以，脏腑发生病变，不但可以引起本脏腑之气血失常，而且也会影响全身的气血，从而引起全身气血不和的病理变化，如气滞血瘀、气虚血瘀等。"菀陈则除之"则是三棱针放血疗法的临床应用大法。

《素问·三部九候论》明确指出了刺血疗法的基本原则："必先度其形之肥瘦，以调其气之虚实，实则泻之，虚则补之。必先去其血脉，而后调之，无问其病，以平为期。"《灵枢·脉度》曰："盛而血者疾诛之,盛者泻之,虚者饮药以补之。"在治病前先判断患者的体质及邪正的盛衰,如果有气血瘀滞的情况出现,一定要先除去血脉中的瘀血;如果是邪气盛,则以刺络放血疗法祛邪于体外;如果正气衰,则需要服药来调补气血,以保持脉道通利。因此,刺络放血疗法的基本原则是对于血分兼有寒热郁积的瘀血、蓄血实邪证,即以血与实邪相搏结、正气尚充实为特点的血实之证,须"血实宜决之""菀陈则除之者,出恶血也",瘀血去则经络通。

痤疮的治疗宜清热化湿、凉血解毒,或调理冲任。放血疗法可以直接使火热之邪随血而泻,适用于多种实证、热证。对于肺经风热、湿热蕴结、痰湿凝滞的痤疮,三棱针放血可以清热化湿、凉血解毒,不仅能使机体的毒邪随血排出,而且更重要的是通过"理血调气"的作用,使人体功能恢复正常,以抑制病邪的深入。对于冲任失调者应行气活血,调理冲任,消肿止痛,直接通过放血可以带出经脉中的瘀滞病邪,调整经脉壅塞不通的状态,从而使经脉畅通,肿痛则立即可止。同时针对自觉瘙痒的患者,放血可以理血调气,使血脉畅通而风邪无所留存,达到祛风止痒的作用。

(三) 三棱针放血治疗痤疮技术的操作

1. 器材准备

三棱针、一次性采血针;无菌手套、75％乙醇棉球、碘伏、消毒干棉球、针盘、镊子或止血钳、治疗盘、锐器盒、医疗垃圾桶等。

2. 操作步骤

(1) 体位:患者取俯卧位或坐位。

(2) 选取穴位: ① 耳尖:在耳郭的上方,当折耳向前,耳郭上方的尖端处。② 大椎:在项部,位于第7颈椎棘突下凹陷中。③ 肺俞:在背部,当第3胸椎棘突下,旁开1.5寸。④ 肝俞:在背部,当第9胸椎棘突下,旁开1.5寸。⑤ 膈俞:在背部,当第7胸椎棘突下,旁开1.5寸。⑥ 尺泽:在肘横纹中,肱二头肌腱桡侧凹陷处,微屈肘取穴。⑦ 十宣:在手十指尖端,距指甲游离缘0.1寸,左右共10个穴位。⑧ 血海:位于股前区,髌底内侧端上2寸,股内侧肌隆起处,在股骨内上髁上缘,股内侧肌中间。

(3) 消毒:医者选取腧穴,用碘伏消毒,并戴一次性无菌手套。针刺操作前医者洗手,并用免洗速干手消毒液进行双手消毒。

(4) 操作

1) 点刺法:取耳尖、十宣穴(每次选5个穴位,左右交替),在点刺前可在被刺部位或其周围用推、揉、挤、捋等方法,使局部充血。点刺时,用一手固定被刺部位,另一手持针,露出针尖3～5 mm,对准所刺部位快速刺入并迅速出针,进出针时针体应保持在同一轴线上。点刺后可放出适量血液或黏液,也可辅以推挤方法增加出血量或出液量,每穴出血10～20滴。

2) 散刺法：取大椎、肺俞、膈俞、肝俞、尺泽、血海。每次选3～5穴,用一手固定被刺部位,另一手持针在施术部位快速点刺穴位处瘀血的络脉,可刺10～20针以上,使其自然出血,再以抽气罐拔罐,共出血5～10 ml。血止后用无菌干棉团或无菌纱布按压针孔处数分钟,所出血液应做无害化处理。

每隔2～3日放血1次,5次为1个疗程,每疗程间隔2日,连续治疗3个疗程。

3. 流程图

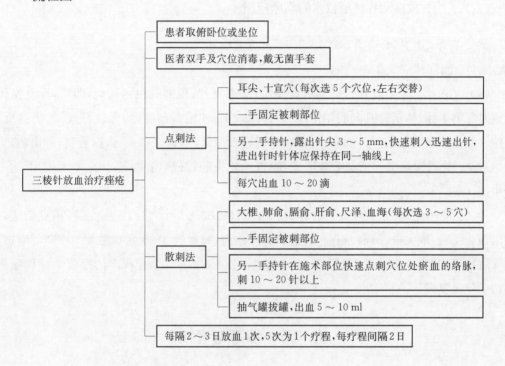

（四）三棱针放血治疗痤疮技术的关键技术环节

（1）针眼处注意洁净以防感染,针刺所出血液要无害化处理、防止交叉感染。操作时必须戴无菌手套,最好使用一次性针具和罐具。

（2）治疗前仔细询问病史,必要时做血常规、凝血功能等检查,排除禁忌证,防止意外情况发生。

（3）点刺时,押手用力捏紧施术部位局部10～15 s再进针可减轻疼痛感;散刺前可在施术部位走罐,使局部充血以增加出血量。

（五）注意事项及意外情况处理

（1）严格针具、针刺部位的消毒,避免交叉感染。

（2）对初次接受放血治疗的患者,应做好解释工作,消除恐惧心理,以防晕针。

（3）孕妇及新产后慎用,患者精神紧张、大汗、饥饿时不宜放血。

（4）糖尿病患者、瘢痕体质者或过敏性体质者慎用本法。

（5）血友病和有出血倾向的患者禁用放血疗法；血管瘤部位、不明原因的肿块部位禁刺。

（6）本病以脂溢性为多，治疗期间禁用化妆品及外搽膏剂。宜用硫黄肥皂温水洗面，以减少油脂附着面部，堵塞毛孔。严禁用手挤压痤疮，以免引起继发感染，遗留瘢痕。

（7）忌食辛辣、油腻及糖类食品，多食新鲜蔬菜及水果，保持大便通畅。

（六）三棱针放血治疗痤疮技术的临床应用

• **案** 某女，21岁，公务员。2018年10月8日初诊。

主诉：面部痤疮3年。

病史：患者于3年前开始面部出现痤疮，局部发红，顶部有白色脓疱，溃烂，反复发作，严重时影响工作、生活。其间服用中药、西药激素类、外用膏剂等，均无较好效果，仍然反复发作。既往体健，月经正常，偶有小血块，平时喜食冷饮，嗜食辛辣。舌红，苔黄，脉滑数。

辨证：脾胃湿热型。患者嗜食辛辣，脾胃运化失职，湿热内生，蕴于肠胃，不能下达，上蒸头面。

治法：清热化湿，凉血解毒。取耳尖、十宣穴（每次选5个穴位，左右交替）用点刺法，每穴出血20滴。取大椎、肺俞、膈俞、肝俞、尺泽、血海（每次选3～5穴），散刺10～20针，再以抽气罐拔罐，共出血10 ml。每隔2～3日放血1次，5次为1个疗程。治疗2个疗程痊愈。随访1年无复发。

第三节·练习与考核

■ 三棱针放血治疗痤疮技术

（一）实训操作评分标准

姓名：　　　　　　　　　　年级专业：　　　　　　　　　　学号：

项　目	操作技术要求	分　值	得　分	备　注
人文素质	着装整齐，干净卫生，仪态得体，关爱受试者	5		
无菌观念	施术前后双手消毒，穴位消毒一穴两签，消毒顺序和范围不小于5 cm²，消毒后物品摆放顺序、方法、位置正确，戴无菌手套	10		
点刺法	1. 选择合适体位	5		
	2. 准确选取耳尖、十宣穴	10		
	3. 操作者平心静气，全神贯注，并获得受针者的配合；一手固定被刺部位，另一手持针，针尖漏出3～5 mm，速进速出，进出针体应保持在同一轴线	10		
	4. 每穴出血10～20滴，及时询问是否有不适感	10		
	5. 医疗垃圾处理正确	10		

（续表）

项　目	操作技术要求	分　值	得　分	备　注
散刺法	1. 准确选取大椎、肺俞、膈俞、肝俞、尺泽、血海	10		
	2. 一手固定被刺部位，另一手快速刺入血络，刺 10～20 针	10		
	3. 抽气罐拔罐，出血 5～10 ml	5		
	4. 血止后用无菌干棉团或无菌纱布按压针孔处数分钟	5		
整体质量	关注患者舒适；与患者交流用语规范、自然、针对性强；操作流程熟练；动作敏捷迅速、连贯、正确	10		
合　计		100		

（二）思考与练习

（1）试述三棱针放血治疗痤疮技术的理论依据。

（2）通过实践体会不同出血量疗效的差异。

本书配套数字教学资源

微信扫描二维码，加入中原医家针
灸特色技术读者交流圈，获取配套
教学视频资料，夯实基础知识

第十六章
陈建辉

● 第一节·学术思想概要 ●

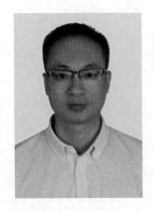

　　陈建辉,医学硕士,河南中医药大学第三附属医院副主任中医师,河南中医药大学第三附属医院疼痛科副主任,从事针灸临床及教学工作20年。临床擅长运用针灸、针刀、埋线及射频、臭氧、胶原酶介入手术等中西医综合疗法治疗颈肩腰腿痛及神经病理性疼痛。陈氏在总结孙六合教授、周友龙教授临床经验的基础上,结合其他临床医家经验,在针灸治疗神经根型颈椎病方面做了深入研究。根据《灵枢·九针十二原》"刺之要,气至而有效"的理论、针刀神经触激理论以及针刺对神经系统调节的理论,首创易于定位、操作简便的三个穴位:颈5穴、颈6穴、颈7穴。结合上肢感觉神经分布与手三阳经循行相吻合的特点,针对不同节段神经根受压后的临床症状,确立分经辨证的取穴原则及规范的针刺操作方法。临床研究结果显示该疗法取穴少,起效快,治疗疗程短,特别是对上肢较严重的疼痛麻木患者效果更加明显。

　　陈氏在脊髓型颈椎病治疗方面,结合钩针疗法、针刀疗法及针灸疗法理论,创立针刀分层多刀松解配合针灸治疗脊髓型颈椎病的治疗技术。在腰椎管狭窄症的治疗方面,创立督脉深刺的针刺方法。针灸、泻血、针刀三联疗法治疗慢性软软组织损伤技术,针灸、泻血、臭氧水注射三联疗法治疗带状疱疹技术同样取得了较好的临床效果。在临床运用中医针灸治疗难治性颈肩腰腿痛方面取得一定的成果,在国家级以上学术期刊上发表相关论文20余篇,参编论著多部。曾获得河南省科学进步奖三等奖2项,发明专利1项。

第二节 · 针灸特色技术

■ 颈三针配合分经辨证治疗神经根型颈椎病技术

(一)陈建辉对神经根型颈椎病的认识

随着现代社会工作生活方式的改变,神经根型颈椎病的发病率也逐渐上升,占颈椎病的 60%～70%,且以中老年患者居多,严重影响患者的工作及生活。除年龄因素外,较长时间的颈部不正确姿势可为其主要诱因。该病多是由于颈椎间盘的退行性变和椎体骨质增生性病变压迫颈神经根而引起的。由于颈椎的生理解剖学特点,临床上 C_6、C_7、C_8 神经根受到损伤最为常见,约占神经根型颈椎病的 90% 以上。其临床症状表现为颈、肩、背部疼痛以及上肢远端沿手三阳经中某一经或两经以上分布区域的疼痛或麻木。病情轻者,夜间休息后症状可缓解,白天工作后可加重。病情重者,夜间不能平卧,须半卧位来减轻疼痛。

西医学认为,神经根型颈椎病症状的出现与神经根受到损伤,出现充血、水肿等炎性反应有关。因此,陈氏认为本病治疗的关键在于消除神经根的水肿,恢复神经的生理功能。针灸能够明显改善神经根及病变组织的微循环,促进炎症吸收,缓解肌痉挛,恢复脊柱力学平衡,降低椎间盘内压力,减轻对神经根的压迫,促进神经损伤的修复。陈氏在临床上发现,按照传统的针刺选穴治疗,对患者颈肩乃至上肢的疼痛症状改善明显,但对麻木症状的改善效果欠佳。在采用针刺颈三针穴时,针感若出现上肢的窜麻感后,疗效可明显提高。

(二)颈三针配合分经辨证治疗神经根型颈椎病技术简介

颈三针疗法是根据神经根型颈椎病患者表现为手三阳经中某一经或两经或三经分布区域的疼痛或麻木症状时,以取颈三针穴中的一穴、两穴或三穴为主要治疗方法的临床治疗技术。即当患者颈 6 神经根受压时可表现为手阳明经分布区域的疼痛或麻木,主穴取风池、大椎、颈 5 穴、颈 5 夹脊穴,配手阳明经上的手五里、手三里、合谷。当患者颈 7 神经根受压时可表现为手少阳经分布区域的疼痛或麻木,主穴取风池、大椎、颈 6 穴,配颈 6 夹脊穴、肩井、臑会、外关。当患者颈 8 神经根受压时可表现为手太阳经分布区域的疼痛或麻木,主穴取风池、大椎、颈 7 穴,配颈 7 夹脊穴、天宗、小海、后溪。

针刺颈三针穴时,针尖先刺到横突后结节,若无串麻感,可向前下再进针 0.5 寸左右,以出现上肢的串麻感为好。神经根的局部针刺可快速消除神经根的水肿,促进炎症吸收,恢复神经的生理功能;远端循经取穴可疏通局部气血,缓解肌痉挛,缓急止痛。

(三) 颈三针配合分经辨证治疗神经根型颈椎病技术的操作

1. 器材准备

一次性无菌针灸针,直径 0.35 mm,长度 1 寸(25 mm)、1.5 寸(40 mm)两种规格;棉签、碘伏、治疗盘、镊子、锐器盒等。

2. 操作步骤

(1) 体位:患者取健侧卧位,调整枕头高度,使颈椎长轴保持水平位,颈部肌肉放松。

(2) 选取穴位:① 颈 7 穴:约锁骨上窝上 1 寸处找到第 7 颈椎横突后结节尖部。② 颈 6 穴:约锁骨上窝上 2 寸处找到第 6 颈椎横突后结节尖部。③ 颈 5 穴:约锁骨上窝上 3 寸处找到第 5 颈椎横突后结节尖部。医者根据患者病变神经根及经脉分布选取主穴和配穴。

(3) 消毒:医者选取腧穴,用碘伏消毒。针刺操作前医者洗手,并用免洗速干手消毒液进行双手消毒。

(4) 操作:针刺颈 7 穴,用 1.5 寸针直刺到达第 7 颈椎横突尖部,一般可出现沿小臂尺侧至小指的窜麻感,若无,可向横突前下沿调整针刺深度(但不可斜向下方深刺),以患者出现手掌尺侧窜麻感为佳,针刺深度 0.8~1.3 寸。针刺颈 6 穴时用 1.5 寸毫针直刺到达横突尖部,若无上肢的窜麻感,可向横突前下沿调整针刺深度,以有向中间三指的窜麻感为佳。针刺深度 1.2~1.5 寸。针刺颈 5 穴时,找到第 5 颈椎横突后结节尖部。针感以有向拇、示指的窜麻感为佳,针刺深度 1.2~1.5 寸。远端肢体麻木较重时,针刺手五里、外关、小海穴时,在患者可以耐受的情况下调整针刺方向,以出现远端的窜麻感为佳。其余穴按一般穴位针刺方法操作;留针 30 min,每隔 10 min 行针 1 次。留针期间 TDP 照射颈项部,防止烫伤。

每日 1 次,10 次为 1 个疗程。每疗程间隔 2~3 日,需 1~2 个疗程。

3. 流程图

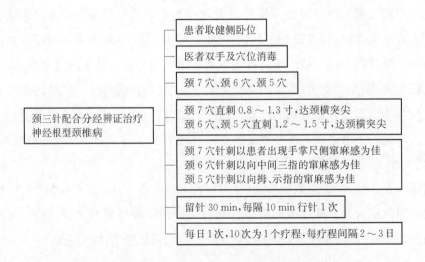

颈三针配合分经辨证治疗神经根型颈椎病
- 患者取健侧卧位
- 医者双手及穴位消毒
- 颈 7 穴、颈 6 穴、颈 5 穴
- 颈 7 穴直刺 0.8~1.3 寸,达颈横突尖
  颈 6 穴、颈 5 穴直刺 1.2~1.5 寸,达颈横突尖
- 颈 7 穴针刺以患者出现手掌尺侧窜麻感为佳
  颈 6 穴针刺以向中间三指的窜麻感为佳
  颈 5 穴针刺以向拇、示指的窜麻感为佳
- 留针 30 min,每隔 10 min 行针 1 次
- 每日 1 次,10 次为 1 个疗程,每疗程间隔 2~3 日

(四) 颈三针配合分经辨证治疗神经根型颈椎病技术的关键技术环节

(1) 医者要熟练掌握颈椎解剖结构,准确找到颈椎横突后结节。若患者体态较胖,可在颈椎前后缘的中线与约锁骨上窝上 1 寸、2 寸、3 寸(同身寸)的交点处取穴。

(2) 针刺颈三针穴时先直刺进针,针尖到达横突后结节尖部,若无上肢的窜麻感,可向横突前下沿调整针刺深度,缓慢进针,出现上肢远端的放射感即可,针感过强可退针少许。

(3) 远端肢体麻木较重时,针刺手五里、外关、小海穴时要精准定穴,针感要放射至肢体远端。

(五) 注意事项及意外情况处理

(1) 初次治疗选穴宜少,手法要轻,治疗前要消除患者对针的顾虑,同时选择舒适持久的体位,避免由于过度紧张而造成晕针。

(2) 针刺手法应严格按照要求进行操作,注意无菌观念。针刺颈三针穴时上肢远端出现针感即可,行针时不易反复刺激。

(3) 在针刺过程中,嘱患者不要随意变动体位,避免针体受到压迫而造成弯针。

(4) 针刺颈 7 穴时,注意针刺方向,不可向肺尖方向针刺。

(六) 颈三针配合分经辨证治疗神经根型颈椎病技术的临床应用

- 案 1 某女,40 岁,教师。2009 年 5 月初诊。

主诉:颈肩疼 1 年多加重伴右上肢麻痛 1 周。

病史:1 年前因劳累出现颈肩部酸痛不适,休息后可减轻,1 周前又因长时间低头工作,症状加重并伴右上肢疼痛,拇、示指麻木。查:颈部活度降低,叩顶试验阳性,臂丛牵拉试验阳性,右侧颈肩部肌肉压痛,右拇、示指感觉减退。CT 检查示:C_5、C_6 椎间盘突出。

辨证:神经根型颈椎病(手阳明经证)。

治法:取风池、大椎、颈 5 穴、颈 5 夹脊穴、手五里、手三里、合谷。按以上方法操作,经 10 次治疗,临床症状基本消失。后经 5 次治疗后,症状痊愈,半年后随诊无复发。

- 案 2 某男,70 岁,退休干部。2015 年 9 月初诊。

主诉:间断性肩背疼 10 年,症状加重伴右上肢麻痛 1 个月。

病史:10 年前不明原因出现肩背部酸痛不适,偶有上肢酸困感,休息后可减轻,经按摩治疗症状可消失。1 个月前因劳累,症状加重并伴右上肢尺侧缘疼痛,小指麻木,久低头及夜间卧床休息后加重。查:颈部活度降低,叩顶试验阳性,颈后伸试验阳性,右侧肩背部肌肉压痛,右小指感觉减退。MRI 检查示:C_7、T_1 椎间盘右侧突出。VAS 评分 9 分。

辨证:神经根型颈椎病(手太阳经证)。

治法:取风池、大椎、颈 7 穴、颈 7 夹脊穴、天宗、小海、后溪。按以上方法操作,治疗 20

次,临床症状基本消失,VAS 评分 2 分。

第三节·练习与考核

■ 颈三针配合分经辨证治疗神经根型颈椎病技术

（一）实训操作评分标准

姓名： 　　　　　　年级专业： 　　　　　　学号：

项 目	操作技术要求	分 值	得 分	备 注
人文素质	着装整齐,干净卫生,仪态得体,关爱受针者	10		
无菌观念	施术前后双手消毒,穴位消毒一穴两签,以进针点为中心,由内向外旋转涂擦,直径不小于 5 cm²,消毒后物品摆放顺序、方法、位置正确	10		
毫针操作	1. 选择合适体位	10		
	2. 根据患者病变经络准确选取穴位,尤其是颈三针穴	10		
	3. 操作者平心静气,全神贯注,并获得受针者的配合;操作者正确持针,刺入时角度得当,快速进针到皮下	10		
	4. 缓慢调整针刺角度、深度,及时询问患者是否有得气感,是否有向上肢放射感	10		
	5. 手法行针,局部产生酸胀感或放射感,及时询问患者是否身体有不适反应	10		
	6. 出针时棉签按压穴旁皮肤,刺手捏持针柄,将针缓慢退至皮下,快速出皮肤,棉签按压针孔	10		
	7. 医疗垃圾处理正确	10		
整体质量	关注患者舒适;与患者交流用语规范、自然、针对性强;操作流程熟练;动作敏捷迅速、连贯、正确	10		
合 计		100		

（二）思考与练习

（1）简述在四肢部中医经络分布与西医神经分布的关系。

（2）试述神经根型颈椎病的临床诊断标准。

（3）练习熟练找到颈椎横突后结节的方法。

本书配套数字教学资源

微信扫描二维码,加入中原医家针灸特色技术读者交流圈,获取配套教学视频资料,夯实基础知识

第十七章
乔 敏

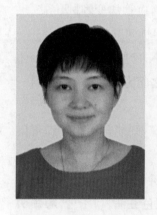

乔敏,医学硕士,河南中医药大学学第三附属医院副主任中医师,从事针灸临床工作10余年,对无痛穴位埋线治疗肥胖症、脱发、颈椎病等慢性难治病症做了深入的探讨。随着一次性专用穴位埋线针具的发明和线体安全性的提高,现在穴位埋线技术越来越受医生和患者欢迎。由于穴位埋线属于微创技术,作用于人体时具有一定的疼痛感,怎样消除或最大限度降低穴位埋线时患者的疼痛感,乔氏提出了无痛穴位埋线的概念,该法可以提高患者的接受度,更好发挥穴位埋线的作用。对于肥胖症来说,要根据患者的肥胖部位、体质、病因等不同情况进行治疗。全身肥胖的患者,要进行辨证选穴,多种疗法综合运用;局部肥胖的患者,重点采用埋线治疗。2018年起无痛穴位埋线技术制作成微视频,进行基层医生培训、大学生教学、对外留学生交流应用,并获得河南省中医管理局立项资助。

在总结古代医家治疗脱发经验的基础上,乔氏总结出"头颈八穴"治疗女性气血不足引起的脱发和脂溢性脱发,取得较好的临床效果;同时提出以局部穴位埋线为主治疗顽固性斑秃,见效快,无毒副作用,1个月治疗1次,减轻了患者负担,有很好的社会效益。对于反复发作的颈椎病,利用"颈七针"不同层次穴位埋线具有见效快、疗效持久、安全、无毒副作用等优势。

2016～2017年参加中国援非医疗队,在援助埃塞俄比亚医疗期间,积极推广中医药文化,因工作突出,其事迹在新华网、中央电视台、埃塞俄比亚国家电视台等重要媒体进行报道,获河南省2017年度和谐医疗队建设工作先进个人、2018年河南省援外医疗工作先进个人等荣誉,主讲针灸医籍选、针灸临床特色技术、针灸学等课程,发表文章20篇,主持河南省中医管理局课题1项。

第二节 · 针灸特色技术

■ 无痛穴位埋线治疗单纯性肥胖症技术

(一)乔敏对单纯性肥胖症的认识

肥胖症是体内脂肪堆积过多和(或)分布异常,体重增加,是一种多因素的慢性代谢性疾病。又分为单纯性和继发性肥胖症,前者不伴有明显神经或内分泌系统功能变化,临床上最为常见。目前,全世界肥胖症患者日益增多,不仅在发达国家,在一些发展中国家,肥胖症的患病率也在迅速增加。中国有庞大的超重和肥胖群体,2016年《柳叶刀》周刊报告中国的男性肥胖人数为4 320万人,女性肥胖人数为4 640万人,高居全球第一。

中西医对肥胖症的病因病机的认识基本相同,引起肥胖的原因包括先天(遗传)因素、饮食因素、运动因素、情志(精神)、年龄因素等。肥胖症会引起心脑血管病变、呼吸系统疾病、内分泌疾病、骨骼问题、心理问题等,是一种严重威胁健康的世界性问题。

单纯性肥胖症的西医学诊断标准以身高体重指数(BMI)的大小来判断,BMI指数=体重(kg)/身高(m)^2。中国成年人的BMI指数于18.5~23.9 kg/m^{2}之间为正常范围,于24~27.9 kg/m^{2}为超重,≥28 kg/m^{2}为肥胖。

中医学有很多关于肥胖的论述,如李东垣《脾胃论》云"脾胃俱旺,则能食而肥""脾胃俱虚,则不能食而瘦或少食而肥,虽肥而四肢不举"等。其病位在脾胃。

对于全身肥胖的患者,乔氏认为主要从痰、湿、热、阳虚四方面辨证,临床上根据患者舌苔、脉象及症状进行辨别。多食,消谷善饥,形体肥胖,脘腹胀满,面色红润,口干苦,心烦头昏,胃脘灼痛嘈杂,得食则缓,舌红苔黄腻,脉弦滑,辨为湿热型;肥胖臃肿,神疲乏力,身体困重,胸闷脘胀,四肢轻度浮肿,晨轻暮重,劳累后明显,饮食如常或偏少,既往多有暴饮暴食史,小便不利,便溏或便秘,舌淡胖边有齿印,苔薄白或白腻,脉濡细,辨为脾虚型;形盛体胖,身体重着,肢体困倦,胸膈痞满,痰涎壅盛,头晕目眩,呕不欲食,口干而不欲饮,嗜食肥甘醇酒,神疲嗜卧,苔白腻或白滑,脉滑,辨为痰湿型;形体肥胖,颜面虚浮,神疲嗜卧,气短乏力,腹胀便溏,自汗气喘,动则更甚,畏寒肢冷,下肢浮肿,尿昼少夜频,舌淡胖苔薄白,脉沉细,辨为脾肾阳虚型。

对于局部肥胖的患者,如单纯的面肥颈臃,或项厚背宽,或腹大腰粗,或臀丰腿圆,以局部选穴为主。选穴治疗原则是消脂降浊、健脾化痰。以手足阳明、足太阴经穴为主,其次为任脉和膀胱经背俞穴,主穴选取中脘、天枢、曲池、足三里、阴陵泉、丰隆、带脉。中脘在任脉上,为胃之募穴、八会穴之腑会,天枢为足阳明胃经穴,大肠之募穴,两者合用以消脂降浊;

曲池、足三里、阴陵泉分别是手阳明大肠经、足阳明胃经、足太阴脾经合穴,三者合用以健脾和胃化痰。丰隆为祛湿要穴;带脉为减肥经验穴。若湿热型配上巨虚、内庭以祛湿热;脾虚型配脾俞以健脾;脾肾阳虚型配肾俞、关元以温脾肾;心悸配神门、内关以止悸;胸闷配膻中、内关以宽胸理气;嗜睡配照海、申脉以调整阴阳;腹部肥胖配大横、归来、下脘、中极以利局部气血运行;便秘配上巨虚、支沟以通便;性功能减退配关元、肾俞以补肾壮阳;下肢水肿配三阴交、水分以利水。

(二)无痛穴位埋线治疗单纯性肥胖症技术简介

穴位埋线是指用微创器械将可吸收性医用可降解材料(线体)置入穴位处,利用线体对穴位产生的持续刺激作用代替针刺刺激来达到防病治病的一种治疗方法。无痛穴位埋线即是用各种方法消除或明显减轻埋线进针时患者疼痛感的方法,患者接受度提高,有较高的临床意义。

20世纪60年代,江西九江市人民医院唐天禄相继发表两篇穴位埋线的文章。他根据截根法、组织疗法和皮内针法三种疗法,运用经络学说的理论,最早提到"穴位埋线",是在传统针具和针法基础上发展起来的,是针灸治疗模式的重大改进和重要创新,是中西医的一次结合,是中华人民共和国成立后针灸医学的重要进展之一。穴位埋线疗法在中医古籍中并未记载,但《素问·离合真邪论》有"静以久留"等论述,《灵枢·终始》亦有"久病者邪气入深,刺此病者,深内而久留之"之说。这是《内经》中的留针理论,也是穴位埋线的理论依据。留针是针灸治疗疾病的重要环节之一,穴位埋线是一种长留针技术。

早期的穴位埋线是从小手术开始的,线体通过切埋法、扎埋法、割埋法和穿线法等方式植入穴位产生治疗效应。因创口比较大,存在感染等风险,故推广困难。后来很多临床医生用穿刺针改制成埋线针进行应用,虽然技术有所进步,但推广多有不便。一次性专用埋线针(有针管、衬芯、针座、衬芯座、保护套组成,针体有刻度,针尖锋利,斜面刀口好)的发明,使穴位埋线进入微创时代,便于在临床使用及推广。穴位埋线的疗效是通过埋植材料在穴位内的持续吸收而产生作用的,埋置材料由最初的羊肠线、动物脾、脑垂体等发展到医用高分子生物降解材料,如聚乳酸-羟基乙酸(PGLA)、聚对二氧环己酮(PPDO)等。埋置材料的安全性越来越高,但线体与组织的相互作用、起效时间和效果持续时间均需要深入研究。

穴位埋线一开始用于治疗强直性脊柱炎、顽固性腰痛、神经衰弱等慢性疾病。随着微创一次性埋线针的应用,其适应证越来越广,疾病谱涉及内科、外科、妇科及儿科,最近在美容、减肥、亚健康的调理等领域也多有应用。

2008年6月,中华人民共和国国家标准《针灸技术操作规范第10部分:穴位埋线》出版,标准规范的埋线技术操作是临床安全的基本保证。在临床上熟练掌握埋线技术、严格进行无菌操作、熟悉施术部位的基本解剖、及时处理术后不良反应,基本能避免临床风险。

穴位埋线疗法是适应证广、临床疗效好的一项针灸治疗技术,但因为其是微创技术,有一定的创伤性,进针时会使患者产生疼痛感。在临床上发现埋线进针时产生的疼痛感,会直接影响患者的接受度,有些患者体验一次埋线因疼痛不接受下次治疗,严重影响埋线疗效。临床上怎样减少患者的针刺痛苦是我们面临的一个重要课题。

乔氏对无痛穴位埋线进行深入研究,经查阅资料及咨询麻醉专家和检索文献结合临床经验,从以下几个方面考虑及应用。一是有些进针手法可以减轻进针时的疼痛感,如指切进针法,即用押手拇指或示指指端切按在腧穴皮肤上,刺手持针,紧靠押手切按腧穴的手指指甲面将针刺入腧穴,切按腧穴可以减轻进针时的疼痛感。二是进针时快速透皮,在某些穴位也可达到减轻进针时疼痛感的目的。三是考虑埋线针具的粗细,较细的埋线针也能减轻疼痛,但若针具太细,针芯太软,在推针芯埋线时针芯易弯曲,会致埋线失败。四是用复方利多卡因乳膏作为皮肤麻醉药物,该药由利多卡因和丙胺卡因组成,把复方利多卡因乳膏用于无损的皮肤表面并覆盖密封的敷膜,通过释放利多卡因和丙胺卡因到皮下层和皮层,通过在皮层痛觉感受器和神经末梢处积聚利多卡因和丙胺卡因而达到皮层的麻醉作用。该药皮肤吸收快、不刺激皮肤、副作用小、应用方便,临床应用取得良好的麻醉效果。

临床观察发现该法能达到针刺进针透皮时无痛的效果,埋线针刺入皮下或肌层时,不影响针感的产生,是一种无痛的、有效的、安全的技术操作规范。

(三) 无痛穴位埋线治疗单纯性肥胖症技术的操作

1. 器材准备

一次性使用埋线针、羊肠线、治疗包(包括镊子、手术剪刀、托盘、洞巾)、皮肤消毒用品、无痛药膏、一次性使用医用橡胶手套、无菌纱布、薄膜及敷料等。

2. 操作步骤

(1) 体位:患者取仰卧位或俯卧位。

(2) 消毒:医者选取腧穴,用甲紫溶液对穴位进行点状标记,用碘伏消毒3遍。针刺操作前医者洗手,并用免洗速干手消毒液进行双手消毒。

(3) 选取穴位:① 中脘:位于人体上腹部,前正中线上,当脐中上4寸。② 天枢:位于腹部,横平脐中,前正中线旁开2寸。③ 曲池:在肘横纹外侧端,屈肘,当尺泽与肱骨外上髁连线中点。④ 足三里:在小腿前外侧,当犊鼻下3寸,距胫骨前缘一横指。⑤ 阴陵泉:位于小腿内侧,胫骨内侧下缘与胫骨内侧缘之间的凹陷中。⑥ 丰隆:在小腿前外侧,当外踝尖上8寸,条口外,距胫骨前缘二横指(中指)。⑦ 带脉:在侧腹部,章门下1.8寸,当第11肋骨游离端下方垂线与脐水平线的交点上。

(4) 操作

1) 局麻:将无痛药膏涂抹于标记点上,长宽高均约2 mm,然后给予薄膜覆盖30～60 min后,揭开薄膜,用无菌棉签清洁皮肤表面。

2）埋线：打开治疗包；戴一次性橡胶手套，把羊肠线剪成 1～2 cm 长的线段，用镊子把羊肠线放入针管内，后接针芯，左手拇、示指固定穴位，右手持针对准穴位，迅速刺入皮下，然后刺入所需的深度，出现针感后，边推针芯，边退针管，将羊肠线埋植在穴位的皮下或肌肉组织内。当针退至皮下后迅速出针，用纱布按压针孔片刻，以防出血，然后用创可贴覆盖创口。

每 2～4 周埋线 1 次，3～5 次为 1 个疗程。

3. 流程图

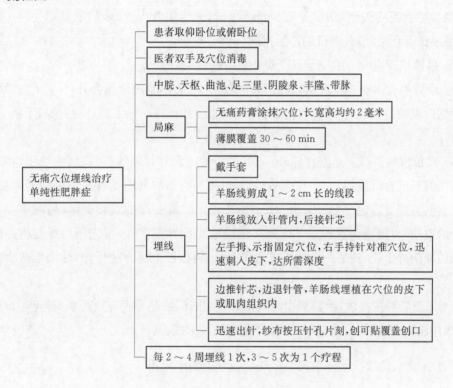

（四）无痛穴位埋线治疗单纯性肥胖症技术的关键技术环节

（1）无痛药膏涂抹的时间要足够。

（2）进针手法要熟练。

（3）埋线的深度一般在皮下或肌肉层，埋线时同一处做多次治疗时，应偏离上次埋线部位。

（五）注意事项及意外情况处理

1. 注意事项

（1）操作过程中应保持无菌操作，必须一人一针，避免医源性交叉感染，保证安全卫生。埋线后线头不可暴露在皮肤外面。

（2）埋线后不影响正常的活动，但6～8小时内局部禁沾水，以防创口感染。

（3）局部出现微肿、胀痛或青紫现象是个体差异的正常反应，一般7～10日即能缓解，不影响任何疗效。

（4）熟悉穴位解剖，避免伤及内脏、大血管和神经干，不应埋入关节腔内。

（5）埋线后应定期随访，注意术后反应，有异常现象时应及时处理。

2. 意外情况处理

（1）在术后1～5日内，由于损伤及线的刺激，埋线局部出现红、肿、热、痛等无菌性炎症反应，少数患者反应较重，伤口处有少量渗出液，此为正常现象，一般不需要处理。若渗液较多，可按疖肿化脓处理，进行局部的排脓、消毒、换药，直至愈合。

（2）局部出现血肿一般先予以冷敷止血，再行热敷消瘀。

（3）少数患者可有全身反应，表现为埋线后4～24小时内体温上升，一般在38℃左右，局部无感染现象，持续2～4日后体温可恢复正常。如出现高热不退，应酌情给予消炎、退热药物治疗。

（4）穴位埋线后线头暴露在体外，如果采用的是套管针埋线，可将线头抽出重新操作；如果采用的是缝合针埋线，有一端线头暴露，可用持针器将暴露的线头适度向外牵拉，用剪刀紧贴皮肤剪断暴露的部分，再用一手手指按住未暴露一端的线头部位，另一手提起剪断线头处的皮肤，可使线头置于皮下。如果两端线头均暴露在外，可先用持针器将一端暴露的线头适度向外牵拉，使另一端线头进入皮下后，再按照上述方法操作，使两端线头均进入皮下。

（5）如患者对线过敏，治疗后出现局部红肿、瘙痒、发热等反应较严重，甚至切口处脂肪液化、线体溢出，应适当行抗过敏处理，必要时切开取线。

（六）无痛穴位埋线治疗单纯性肥胖症技术的临床应用

● 案1　某女，33岁，个体。2018年3月5日初诊。

主诉：肥胖2年。

病史：患者全身肥胖，伴神疲乏力，身体困重，劳累后明显，纳少，眠可，大便稀，不成形，小便可，脉细，舌淡边有齿痕，苔白厚。身高：1.62 m，体重：71 kg，BMI=27.1 kg/m²（超重）。

辨证：脾虚型。患者喜饮凉食，时有暴饮暴食，致脾胃损伤，脾胃运化无力则食少而肥，结合舌脉。

治法：健脾祛湿。选用中脘、天枢、曲池、足三里、阴陵泉、丰隆、带脉、脾俞。予无痛穴位埋线，15～20日治疗1次，第一次治疗后体重未下降，诉饮食可，身体困重感明显减轻，治疗5次后体重减轻13 kg，精神好，其他症状消失。

● 案2　某女，19岁，学生。2018年7月2日初诊。

主诉：下肢肥胖4年。

病史：患者双大腿肥胖，纳可，眠可，二便可，舌淡苔薄，脉平缓。测身高 1.71 m，单大腿围为 73 cm。

辨证：患者青年女性，双侧大腿肥胖，上半身正常，有家族史，没有明显阴阳属性，为局部肥胖。

治法：疏通经络。选用梁丘、血海、伏兔、风市、阿是穴等。胃经、脾经、胆经在大腿部腧穴较少，选穴原则为离穴不离经，多选取局部穴位。20 日埋线 1 次，一次治疗后大腿围减少 5 cm，第二次治疗后又减少 7 cm，达到患者目标，停止治疗。

第三节·练习与考核

■ 无痛穴位埋线治疗单纯性肥胖症技术

（一）实训操作评分标准

姓名：　　　　　　　　　年级专业：　　　　　　　　　学号：

项 目	操作技术要求	分 值	得 分	备 注
人文素质	着装整齐，干净卫生，仪态得体，关爱受针者	5		
无菌观念	施术前后双手消毒，穴位消毒一穴两签，以进针点为中心，由内向外旋转涂擦，直径不小于 5 cm²，消毒后物品摆放顺序、方法、位置正确，戴无菌手套	10		
无痛穴位埋线操作	1. 选择合适体位	5		
	2. 准确选取中脘、天枢、曲池、足三里、阴陵泉、丰隆、带脉	10		
	3. 局部用无痛药膏涂抹，长宽高约 2 mm，薄膜覆盖 30～60 min	10		
	4. 将 1～2 cm 羊肠线放入针管内，后接针芯	10		
	5. 操作者平心静气，全神贯注，并获得受针者的配合；操作者正确持针，刺入时角度得当，快速进针到皮下	10		
	6. 缓慢调整针刺角度、深度，及时询问患者是否有得气感	10		
	7. 边退针芯边退针管，羊肠线埋置在穴位的皮下或肌肉	10		
	8. 出针时纱布按压针孔片刻，创可贴覆盖创口	5		
	9. 医疗垃圾处理正确	5		
整体质量	关注患者舒适；与患者交流用语规范、自然、针对性强；操作流程熟练；动作敏捷迅速、连贯、正确	10		
合 计		100		

（二）思考与练习

（1）试述无痛穴位埋线治疗单纯性肥胖症技术有些人疗效快、有些人疗效慢的原因。

（2）简述肥胖症的治疗方法。

第十八章
时明伟

第一节 · 学术思想概要

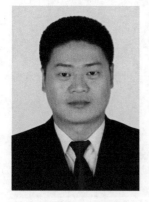

　　时明伟,医学硕士,河南中医药大学第三附属医院治未病科主任,从事针灸推拿临床及教学 10 余年,对针灸推拿并用治疗颈椎病、腰椎病、膝骨性关节炎等难治病症做了深入的研究。尤其是针推治疗膝骨性关节炎方面,将中医筋伤理论与现代解剖理论相结合,在总结古代医家治疗膝骨性关节炎的基础上,根据膝骨性关节炎发病的不同阶段和结构特点,认为治疗应在筋治筋、在骨治骨、筋骨并重、针推并用,提出"针刺结合坐位膝关节调正法"治疗膝骨性关节炎。一直从事临床带教工作,2016～2018 年在国家级、省级和市级学术会上做多次学术报告。将"针刺结合坐位膝关节调正法"治疗膝骨性关节炎技术制作成微视频,进行基层医生培训,同时开展了系统、规范的多中心临床研究。

　　时氏大学毕业后工作和学习于河南省体工大队门诊部,拜师于家传第三代的河南省骨伤名家于世民主任医师,后又在两家三甲西医院康复科工作,从古代经典中吸取学术精髓,从现代医学中明晰机制,又结合跟师学习的临床经验,形成了治疗颈肩腰腿痛和运动损伤的独特方法,临床上以针灸、推拿和导引相结合为主要治疗手段,教学中突出把中医学理论和西医学机制相融通,临床和教学效果显著。

　　获国家实用新型发明专利 2 项,在国家学术刊物上发表相关学术论文 3 篇,参编著作 3 部,参与国家级和省级课题 2 项。2012 年获得"郑州市技术能手"称号,2019 年获得"河南省青年岗位能手"称号。

第二节·针灸特色技术

针刺结合坐位膝关节调正法治疗膝骨性关节炎技术

（一）时明伟对膝骨性关节炎的认识

膝骨性关节炎归属于中医学"痹证""骨痹""厉节风"等范畴，本病最早记载于《内经》。《素问·长刺节论》曰："病在骨，骨重不可举，骨髓酸痛，寒气至，名曰骨痹。"《内经》曰："肾主骨""肝主筋""膝为筋之府""风寒湿三气杂至，合而为痹"，说明本病本在肝肾亏虚，标在风寒湿阻，属本虚标实之证。另外，也有因跌仆损伤而引起的继发性关节炎。

西医学认为，膝骨性关节炎是指膝关节的退行性改变和慢性积累性关节磨损造成的一种以关节软骨的变性、破坏及骨质增生为主要病理特征的慢性关节病。该病发病机制尚不清楚，一般认为与衰老、创伤、炎症、肥胖、遗传、代谢和免疫等多种因素有关。

膝骨性关节炎是临床常见病、多发病，好发于中老年，女性居多。主要临床表现为疼痛、肿胀，并多伴有关节僵硬、变形及活动受限等表现，严重者导致关节功能障碍甚至残疾，是引起老年人疼痛和伤残的主要原因之一，严重影响患者的生存质量。该病病情复杂，病程较长，难治愈，晚期则趋向于人工关节置换术。如何尽量缓解患者疼痛症状、延缓病情发展，是目前临床医生面临的难题之一。

《素问·骨空论》曰："蹇膝伸不屈，治其楗；坐而膝痛，治其机；立而暑解，治其骸关；膝痛，痛及拇指，治其腘；坐而膝痛如物隐者，治其关；膝痛不可屈伸，治其背内……若别，治巨阳少阴荥，淫泺胫酸，不能久立，治少阳之维，在外踝上五寸。"明确指出根据膝痛的不同症状和特点，选择从背腰、髋、膝、踝等不同部位治疗的整体观念和辨证论治特点。

中医学在认识和治疗方面有独特优势，时氏通过辨证论治，采用"针刺结合坐位膝关节调正法"治疗膝骨性关节炎技术，突出"在筋治筋、在骨治骨、筋骨并重、针推并用"的特点，使筋骨平衡，具有疗效确切、远期效果好的优势。

（二）针刺结合坐位膝关节调正法治疗膝骨性关节炎技术简介

针推治疗膝骨性关节炎特色技术是将针刺与坐位膝关节调正法结合的技术。时氏受导师高希言教授浅刺激发卫阳、调理腠理的理念启发，针刺时根据患者膝关节活动能力、损伤程度不同，而采用静止状态下针刺或活动状态下针刺的方法。针刺特点为以浅刺膝周穴位和阿是穴为主，以激发卫阳、调理肌腠、舒筋活络为目的。膝关节活动能力差、损伤程度重者，采用静止状态下针刺，据针刺部位选择适合体位；反之，则采用活动状态下针刺，即针刺后，在带针状态下活动关节或行走。

坐位膝关节调正法是时氏在传统中医筋伤理论和现代解剖学理论的指导下，学习河南省体工大队门诊部、家传第三代的河南省骨伤名家于世民主任医师治疗筋骨伤的特点,结合多年的临床经验,摸索、总结出的一种简而效宏的推拿治疗方法。

内、外膝眼和鹤顶、委中为局部取穴,有温经散寒、通利关节之效;梁丘、足三里为足阳明胃经穴,血海、阴陵泉为足太阴脾经穴,有养血活血、化瘀止痛之功;筋会阳陵泉,可舒筋通络;承山穴为足太阳膀胱经穴,可解痉止痛。诸穴相配,可调和气血、缓急止痛,筋缓骨利。

该技术将针刺和推拿有机结合,以刺激穴位和调整关节为重点,以患者主动改变体位(坐位—站立位)为创新,促进膝关节内外的血液循环,改善静脉淤滞状态,减低关节腔内压力,增加膝关节稳定性,恢复下肢力线平衡,最终达到骨正筋柔、标本兼顾的效果。

(三)针刺结合坐位膝关节调正法治疗膝骨性关节炎技术的操作

1. 器材准备

一次性无菌针灸针,直径 0.35 mm、长度 1 寸(25 mm);棉签、碘伏、治疗盘、锐器盒、快速手消液、高凳子(约与膝等高,患者坐)、低凳子(施术者坐),按摩巾等。

2. 操作步骤

(1)体位:毫针刺时患者取俯卧位或坐位,推拿时患者取坐位,屈膝稍大于 90°,足处于功能位,术者双足固定患侧足部。

(2)选取穴位:① 内膝眼:屈膝,在膝部,髌韧带内侧凹陷中。② 外膝眼:屈膝,在膝部,髌骨与髌韧带内侧凹陷中。③ 鹤顶:在膝部,髌骨上缘正中凹陷处。④ 阴陵泉:小腿内侧,胫骨内侧髁下缘与胫骨内侧缘之间的凹陷中。⑤ 阳陵泉:小腿外侧,当腓骨头前下方凹陷处。⑥ 梁丘:在股前区,髌底上 2 寸,股外侧肌与股直肌肌腱之间。⑦ 血海:大腿内侧,髌底内侧端上 2 寸。⑧ 委中:在膝后区,腘横纹中点。⑨ 承山:在小腿后区,腓肠肌两肌腹与肌腱交角处。⑩ 阿是穴。

(3)消毒:医者选取腧穴,用碘伏消毒。针刺操作前医者洗手,并用免洗速干手消毒液进行双手消毒。

(4)操作

1)毫针刺:进针时,用刺手拇、示、中三指持 1 寸毫针,在各穴平刺进针 0.5 寸,快速捻转 20 s,局部产生酸胀感或者无感觉,留针 30 min,其间行针 1 次。

2)推拿(坐位膝关节调正法):① 点穴:术者用双拇指或双示指指间关节点按内外膝眼、鹤顶、阴陵泉、阳陵泉、梁丘、血海、委中、承山、阿是穴等,时间约为 3 min。② 理筋:术者用拇指或掌根揉、拨髌下脂肪垫、髌韧带及内外侧副韧带等处,有筋结处着重处理。③ 调整关节:患者屈膝稍小于 90°,足处于功能位,术者用一手固定于患侧髌骨上缘,另一手固定于腘横纹下缘,两手持续相对发力,嘱患者缓慢起立;患者坐下过程中,术者用一手固定于患侧髌骨下缘,另一手固定于腘横纹上缘,两手持续相对发力,嘱患者缓慢坐下。反复操作

3~5 次。④ 搓法、拍法放松患者膝关节周围肌肉结束。每次治疗约 5 min。

(5) 根据疼痛部位不同,可适当配阿是穴。

隔日 1 次,2 周为 1 个疗程。

3. 流程图

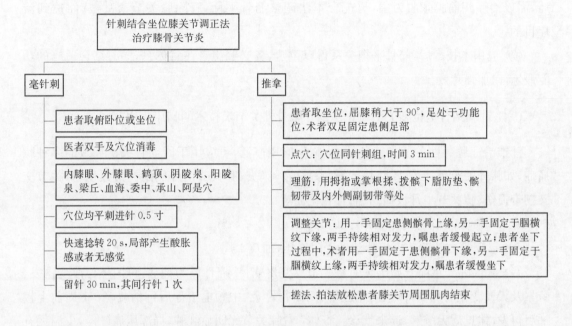

(四) 针刺结合坐位膝关节调正法治疗膝骨性关节炎技术的关键技术环节

(1) 一般情况下,患者病情重时,先针刺后推拿;病情轻时,先推拿后针刺。

(2) 针刺得气程度要合理掌握,以稍酸胀感为度,可无感觉。

(3) 推拿手法需作用深透,点穴理筋时能充分松解有关软组织。

(4) 坐位膝关节调正法操作变换体位时,注意医者双手的摆放位置。

(五) 注意事项及意外情况处理

(1) 初次治疗选穴宜少,手法要轻,治疗前要消除患者对针的顾虑,同时选择舒适持久的体位,避免由于过度紧张而造成晕针。

(2) 针刺手法应严格按照要求进行操作,避免由于手法过重或时间过长,造成局部疼痛或轻度肿胀,甚或青紫瘀斑、疲乏无力等。

(3) 针前应认真仔细地检查针具,对不符合质量要求的针具及时剔除。

(4) 患者体位改变时,需充分照顾患者,防止意外摔倒。

(5) 若施术后出现酸困不适者或出现肿胀明显者,嘱患者取卧位休息,局部用活血化瘀药外敷,待酸困消失后,继续施用本法。

（6）坐位膝关节调正法仅是在原有治疗膝关节疾病方法基础上的改进，或者说是治疗中的一个环节，而非万能、唯一、必须应用的方法。运用本方法治疗膝痛症时，需辨清膝痛是原发或是继发症状。若为原发，可以本法为主治疗；若为继发，则需治疗原发疾病后可配合本法调整筋骨平衡，缓解局部症状。如阔筋膜张肌病变引起的膝关节外侧疼痛，需以治疗阔筋膜张肌为主，再配合本法调整筋骨平衡，解除膝关节紊乱，从而达到治疗目的。

（7）应用本技术后，筋骨平衡关系得以重建，务必嘱患者注意休息，同时结合适当的功能锻炼，以加强疗效。

（六）针刺结合坐位膝关节调正法治疗膝骨性关节炎技术的临床应用

针推治疗膝骨性关节炎特色技术，临床应用广泛，可应用于因筋骨失衡导致的多种膝痛症，如膝骨关节炎、髌下脂肪垫劳损、膝关节滑膜炎、膝关节内外侧副韧带损伤、膝关节交叉韧带损伤、膝关节半月板损伤、髌骨软化症等。

● 案1　某女，63 岁，退休教师。2015 年 8 月 12 日初诊。

主诉：反复右膝关节疼痛伴活动受限 6 年，加重 1 周。

病史：自诉 6 年前开始出现右膝关节反复疼痛，疼痛性质为钝痛，可因体位改变诱发，劳累及天气变化时加重，休息后稍缓解，间断行针灸、中频电治疗后可稍减轻。1 周前上楼梯后再发，休息后无缓解，遂来就诊。查体：右膝关节无明显红肿，局部压痛（＋），皮温无升高，关节活动受限，右膝研磨试验（＋），浮髌试验（－），抽屉试验（－），内外翻应力试验（－），麦氏征（－）。X 线检查示右膝关节间隙变窄，关节边缘增生，骨赘形成。

辨证：右膝关节骨性关节炎。

治法：取内外膝眼、阴陵泉、阳陵泉、梁丘、血海、鹤顶、足三里、委中、承山、阿是穴。按上述方法操作，经 1 个疗程治疗，症状消失，临床痊愈，半年后随诊无复发。

● 案2　某男，55 岁，公务员。2017 年 12 月 7 日初诊。

主诉：反复双膝关节疼痛伴活动受限 1 年，加重 2 周。

病史：1 年前无明显原因开始出现双膝关节反复疼痛，疼痛性质为刺痛，可因体位改变诱发，劳累及天气变化时加重，休息后稍缓解，曾行玻璃酸钠注射治疗后缓解。2 周前爬山后复发，休息后无缓解，遂来就诊。查体：双膝关节无明显红肿，双膝内翻畸形，左侧为甚，双膝内侧胫股间隙压痛（＋），双膝研磨试验（＋），浮髌试验（－），抽屉试验（－），内外翻应力试验（－），麦氏征（－）。X 线检查示双膝关节内侧间隙变窄，左侧明显，关节边缘增生，骨赘形成。

辨证：双膝关节骨性关节炎。

治法：取双侧内外膝眼、阴陵泉、阳陵泉、梁丘、血海、鹤顶、足三里、委中、承山、阿是穴。按上述方法操作，经 2 个疗程治疗，症状消失，临床痊愈，半年后随诊无复发。

第三节·**练习与考核**

■ 针刺结合坐位膝关节调正法治疗膝骨性关节炎技术

(一) 实训操作评分标准

姓名： 　　　　　　　　年级专业： 　　　　　　　　学号：

项　目	操作技术要求	分　值	得　分	备　注
人文素质	着装整齐，干净卫生，仪态得体，关爱受试者	5		
无菌观念	施术前后双手消毒，穴位消毒一穴两签，消毒顺序和范围不小于 5 cm²，消毒后物品摆放顺序、方法、位置正确	5		
毫针操作	1. 选择合适体位	5		
	2. 准确选取内膝眼、外膝眼、鹤顶、阴陵泉、阳陵泉、梁丘、血海、委中、承山、阿是穴	10		
	3. 操作者平心静气，全神贯注，并获得受针者的配合；操作者正确持针	5		
	4. 各穴平刺进针 0.5 寸，快速捻转 20 s，局部产生酸胀感或者无感觉，留针 30 min，其间行针 1 次	10		
	5. 针刺角度、深度合适，及时询问患者是否有得气感，是否有不适感	10		
	6. 出针时棉球按压穴旁皮肤，刺手捏持针柄，将针缓慢退至皮下，快速出皮肤，按压针孔	5		
	7. 医疗垃圾处理正确	5		
推拿操作	1. 点穴：双拇指或双示指指间关节点按 3 min，力度合适	5		
	2. 理筋：拇指或掌根揉、拨髌下脂肪垫、髌韧带及内外侧副韧带等处，有筋结处着重处理	10		
	3. 调整关节：术者固定于患侧髌骨上缘、腘横纹上下缘处，两手持续相对发力，嘱患者缓慢起立坐下，反复操作 3～5 次	10		
	4. 搓法、拍法放松患者膝关节周围肌肉结束	5		
整体质量	关注患者舒适；与患者交流用语规范、自然、针对性强；操作流程熟练；动作敏捷迅速、连贯、正确	10		
合　计		100		

(二) 思考与练习

(1) 试述针刺结合坐位膝关节调正法治疗膝骨性关节炎技术组穴的归经，以及各穴的神经和肌肉解剖结构。

(2) 通过实践体会坐位膝关节调正法治疗膝骨性关节炎技术操作中膝关节骨结构的运动轨迹。

本书配套数字教学资源

微信扫描二维码，加入中原医家针灸特色技术读者交流圈，获取配套教学视频资料，夯实基础知识